DES

EAUX MINÉRALES

DANS

LE TRAITEMENT DES MALADIES DU CŒUR

PAR

Le Docteur **Maurice BERTRAND-GOYRAND**

D'Aix (Provence)

Membre correspondant de la Société d'hydrologie médicale

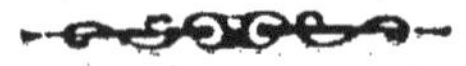

PARIS

HENRI JOUVE, ÉDITEUR

15, RUE RACINE, 15

—

1890

DES

EAUX MINÉRALES

DANS

LE TRAITEMENT DES MALADIES DU CŒUR

DES

EAUX MINÉRALES

DANS

LE TRAITEMENT DES MALADIES DU CŒUR

PAR

Le Docteur Maurice **BERTRAND-GOYRAND**

D'Aix (Provence)

Membre correspondant de la Société d'hydrologie médicale

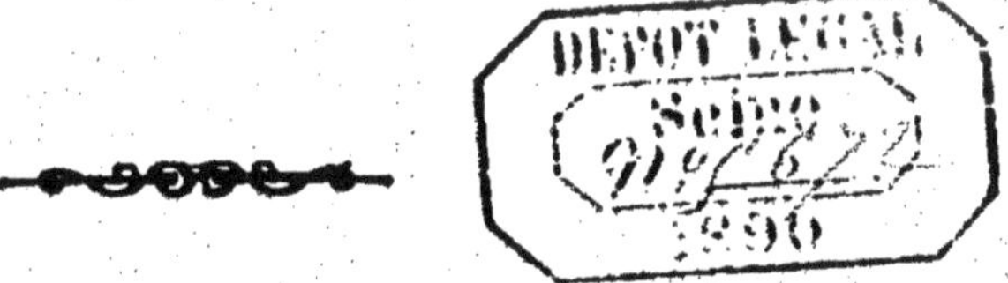

PARIS

HENRI JOUVE, ÉDITEUR

15, RUE RACINE, 15

1890

A LA MÉMOIRE DE MON GRAND-PÈRE

LE DOCTEUR GOYRAND (d'Aix)

Membre associé national de l'Académie de médecine

AU MEILLEUR DES PÈRES

M. FLORIAN BERTRAND

Chevalier de la Légion d'honneur

A M. MARCELLIN CAZAUX

Médecin consultant aux Eaux-Bonnes
Ex-Président de la section d'hydrologie de la Société
de médecine pratique
Membre de la Société d'hydrologie
Officier d'Académie, etc., etc.

Hommage de ma profonde reconnaissance.

A MON EXCELLENT AMI VICTOR F. PEYRÉ

Docteur en médecine

Souvenir de nos études médicales.

Mai 1890.

Dr M. BERTRAND-GOYRAND.

PRÉFACE

Si le cœur est, sans contredit, celui de nos organes qui travaille le plus pendant la vie, c'est également celui qui subit le plus souvent des altérations dans sa texture et dans son fonctionnement.

Nous ne nous dissimulons pas la difficulté que présente le sujet que nous avons entrepris ; mais, frappé du grand nombre de cardiaques que nous avons observés dans les hôpitaux pendant nos années d'étude, et que nous rencontrons sans cesse dans notre clientèle, nous n'hésitons pas à publier ce travail, qui aura au moins le mérite de préparer le champ à ceux qui nous liront et de faciliter par de nombreuses recherches une étude difficile, et dont le sujet est très diversement interprété.

Ce sujet est d'ailleurs à l'ordre du jour ; il donna lieu à un rapport et à diverses remarques au congrès d'Hydrologie tenu à Paris en octobre 1889 ; il est revenu dernièrement en discussion à la Société d'Hydrologie ; mais les justes observations cliniques qui ont été présentées sont loin d'avoir épuisé la question et sont peu connues du gros public médical. Nous croyons donc aider à la solution du problème, en publiant, soit nos observations personnelles, soit de nombreux éléments pris à toutes les sources, et pour une bonne part à l'étranger.

Depuis quelques années, une réaction semble se faire contre ce principe médical, je dirai presque cet axiome, établi par le plus grand nombre des médecins qui se sont occupés de la question, par les grands maîtres des siècles précédents ou du commencement de celui-ci, et, disons-le, par la plupart des maîtres actuels : *de ne jamais envoyer dans une station thermale des malades atteints d'affection cardiaque.*

Un certain nombre de brochures ont paru sur ce sujet et leurs auteurs, présentant à l'appui de leurs écrits des observations multiples, se sont élevés avec force contre un ostracisme trop absolu, et ont cherché à établir quelles étaient les formes de cardiopathies susceptibles d'amélioration par un traitement thermo-minéral, et celles pour lesquelles, comme par le passé, le médecin devait observer la plus extrême prudence.

Les Drs V. Nicolas, de Vichy (1859) ; W. Benecke, de Nauheim (1861 1872) ; Coulomb, de Bagnols-en-Lozère (1883-1885) ; Blanc, d'Aix-en-Savoie (1886), etc..., ont réuni des centaines de cas dans lesquels un mieux sensible, quelquefois

— 9 —

une véritable guérison, ont été le résultat de ce traitement, et MM. les professeurs Rambaud et Teissier de Lyon, Battle, de Montpellier, Constantin Paul, de Paris, ont observé les mêmes améliorations chez un certain nombre de leurs propres malades.

Il nous a donc paru intéressant, sur l'initiative d'ailleurs de notre savant maître et ami, M. le Dr Archbold-Aspol, de Montpellier, que nous sommes heureux de remercier ici de tous les conseils qu'il n'a cessé nous prodiguer pendant nos années d'étude, il nous a paru intéressant, disons-nous, de réunir tout ce qui a été publié, à notre connaissance du moins, sur ce sujet, les affections cardiaques, étant sans aucun doute, les plus fréquentes de la pratique (1).

Une expérience plus étendue serait peut-être nécessaire pour triompher des difficultés présentées par notre sujet ; nous croyons cependant que les noms cités plus haut pourront faire accepter nos conclusions, et que, en fixant l'attention des médecins sur ce point, en réunissant un grand

1. Dittrich pense que les lésions d'orifice entrent pour 5 pour 100 environ dans le nombre total des décès ; Raynaud, sur 7347 autopsies, en a trouvé 677, soit 11 pour 100. — A Pragues, sur 4547 autopsies Villigk relève 233 cas de lésions valvulaires. Forster, dans sa statistique, les indique dans les onze centièmes des cas et Chambers dans les dix-sept centièmes, etc..., etc.... (Voir *Dict. encycl.* Article *endocardite* par Barié).

1.

nombre de matériaux parus, tant en France qu'à l'étranger, nous aurons pu, non seulement être de quelque utilité à ceux qui voudraient s'intéresser à de semblables recherches, mais encore apporter quelque soulagement à l'état des malheureux que la mort seule paraissait pouvoir délivrer de leurs souffrances.

Qu'il nous soit permis avant de terminer ce préambule nécessaire pour justifier notre travail, de remercier tous ceux qui ont bien voulu nous prêter leur bienveillant concours, nous aider de leurs ouvrages et de leurs observations, et mettre à notre disposition les enseignements de leurs recherches et de leur expérience.

Que M. Marcellin Cazaux, médecin consultant aux Eaux-Bonnes, qui a bien voulu nous prêter l'appui de son nom et de sa plume avant de livrer ces pages à l'impression.

Que MM. Archbold-Aspol, médecin-major en retraite, L. Blanc, d'Aix-en-Savoie, Nicolas, de Vichy, Chevalier, de Bagnols-en-Lozère, Warrentrapp, professeur à l'Université de Marburg (Allemagne), Liétard de Plombières, Ulverico Salvagnini, d'Albano (Italie), F. Gourbeyre, de S. Nectaire, D. Alessandry, d'Acqui (Italie), C. Allemand de Gréoulx, Voigt, de Bad Clynhausen (Allemagne), Cazalis, du Mont-Dore, Guiseppe Cherubini, de Lucques (Italie), E. Tillot, de Luxeuil, Boude, de Chateauneuf-les-Bains, Regnault, de Bourbon, L'Archambault, Isnard, de Saint-Amand, Roger, de

Challes, Dupouy, de Cazaubon, Jardet, de Vichy, Moussu, médecin principal de l'armée, d'Amélie-les-Bains, Cros, de La Malou, etc..., etc..., veuillent bien accepter la dédicace de ce travail, en échange de nos relations cordiales et des renseignements utiles que nous devons à leur obligeante bienveillance.

Dr Bertrand-Goyrand.

Aix (en Provence), 1er mai 1890.

DES EAUX MINÉRALES

DANS

LE TRAITEMENT DES MALADIES DU CŒUR

CHAPITRE PREMIER

HISTORIQUE.

Sans vouloir nous étendre longuement sur l'historique du traitement thermal chez les cardiaques, nous croyons utile, pour bien montrer la réaction qui semble s'opérer actuellement, de rechercher quelles étaient les opinions professées jusque dans ces dernières années.

On est surpris tout d'abord, comme le fait très justement remarquer M. le D\u1d63 Blanc (1), d'Aix

1. *Des affections cardiaques, d'origine rhumatismale, traitées aux eaux d'Aix-les-Bains* (Savoie), par le D\u1d63 Blanc, médecin inspecteur des eaux d'Aix, chev. de la légion d'honneur, etc... Paris, 1886.

en Savoie, de ne trouver, pour ainsi dire, en parcourant les nombreux ouvrages qui traitent des cardiopathies, aucune indication, sur les eaux minérales, relativement à ces affections.

D'où peut venir cette lacune?

Les médecins, en général, partant de cette idée que la chaleur augmente la difficulté respiratoire, qu'élevée à un certain degré, elle accélère les battements du cœur, amenant des palpitations et même de l'angoisse précordiale, de la dyspnée et de la congestion viscérale, ont systématiquement et sur cette simple observation, plus ou moins exacte, écarté, et cela avec un semblant de raison, tout malade cardiaque des stations thermo-minérales.

On a eu de plus, dans le cours du traitement de certaines maladies à constater quelques cas de mort subite par suite de lésions du cœur ou des gros vaisseaux jusque-là ignorées, qui ont été loin de faire revenir les auteurs sur une opinion que nous pouvons dire bien souvent préconçue. Mais sans discuter la valeur de ce dernier argument sur lequel nous reviendrons plus loin, nous sommes obligés de nous incliner devant des faits, devant des observations prises et publiées par des hommes compétents, et qui contredisent absolument la prétendue fâcheuse influence de la chaleur sur l'organe central de la circulation.

D'ailleurs, sans vouloir remonter à Hippocrate qui, dans tous les cas de rhumatisme, sans s'occuper des lésions du cœur qu'il ne connaissait pas (1), conseillait des applications locales d'eau chaude (§ 41. T. 7. Trad. Littré) et, la douleur diminuant, un bain de vapeur général, à Hérodote, qui conseillait des bains de sable très chauds, à Oribase, qui ordonnait des bains de mer chauffés et à défaut des bains salés (des bains : T. 2. L. X. p. 381), des bains minéraux et surtout des bains alcalins contre les maladies chroniques (ibid., liv. X, P. 383) (2) ou qui conseillait avec certains médecins, des remèdes originaux (3), et qu'on a de la peine à voir acceptés par des hommes de la valeur de ceux que nous citons ; donc, sans vouloir remonter à l'antiquité, et sans nous

1. Il disait au contraire, quatrième livre des maladies, § 40 : « καὶ νόσημα ἐν τῇ καρδίῃ οὐδὲν γίνεται. »

2. De même : collect. méd. livres incertains. T. IV. p. 608 : Λιθάργυρον....

3. « Certains médecins », dit Oribase (§ 57, ch. IX. Synopsis. T. 5. πρὸς ποδαγρικάς ἄρθρων ῥευματικάς, trad. Daremberg et Bussemaker, 1851), « pour traiter les arthriti-
« ques (*ceux qui ont mal aux articulations*), font bouillir
« dans de l'huile des renards tout entiers ; quelques-uns
« les mettent vivants et d'autres morts dans une grande
« chaudière ; d'autres font bouillir des hyènes ; ils obtien-
« nent de cette façon une huile douce de propriétés *dissi-*
« *pantes*, dont ils remplissent ensuite des baignoires, où
« ils font descendre les arthritiques, leur ordonnant d'y
« séjourner longtemps ; il est arrivé par suite de ce traite-
« ment que non seulement les tumeurs des articulations
« ont été dissipées, mais qu'il y a eu aussi une déplétion
« générale... »

arrêter au moyen-âge fort ignorant en ces matières, nous voyons que ces pratiques n'ont pas toujours été absolument rejetées même à des épo-
ques rapprochées de la nôtre.

Dans les derniers siècles, en effet, et surtout
dans celui-ci, les auteurs se sont presque tous
prononcés en faveur des bains alcalins dans le
traitement du rhumatisme chronique. Nous devons dire cependant que nombre de médecins
font des réserves expresses au sujet des rhumatisants dont la lésion cardiaque serait trop avancée,
et se refusent chez eux à l'emploi de la balnéothérapie. Par contre, plusieurs d'entre eux, sans
s'occuper des troubles du cœur, ordonnent quand
même des bains et en obtiennent d'excellents résultats.

Mais le sujet ne devient réellement précis et
digne d'un intérêt que depuis le moment où grâce
à Laënnec, à Fiorry, à Bouillaud, fut créée la pathologie du cœur.

Dès 1851, Bouillaud qui, dans ses *Cliniques
médicales* (1), a pu dire des lésions cardiaques
« qu'elles se jouent de tous les moyens de l'art
« et conduisent à une mort inévitable au milieu
« des angoisses d'une éternelle dyspnée », recon-
naissait l'action bienfaisante des eaux minérales
dans certains cas. Il terminait un rapport à
l'Académie de médecine de Paris, par ces mots:
« Il est évident que certaines eaux thermales

1. T. III, p. 109.

« généralement efficaces contre le rhumatisme
« chronique, se montrent également appropriées
« à la guérison de l'endocardite chronique... »
Et plus loin: « ... Mais toutes les eaux minérales
« réputées souveraines conviennent-elles égale-
« ment bien dans les cas d'endocardite chroni-
« que? C'est un point de thérapeutique que je
« présente à l'étude et à l'expérimentation des
« médecins attachés aux établissements ther-
« maux. »

Quand on parcourt les publications des auteurs
qui, dans ces dernières années, se sont plus spécialement occupés de la thérapeutique des lésions
cardiaques, Peter, Potain, G. Sée, C. Paul, H. Huchard, on constate que dans le monde médical
actuel, l'opinion est assez généralement admise,
de ne pas envoyer les cardiaques dans une station thermale.

M. le professeur Peter admet l'hydrothérapie,
mais froide, et se contente de recourir aux lotions
faites avec une éponge simplement imbibée d'eau
froide (1).

Winternitz prescrit des douches de trois
secondes ; Schedel conseille l'enveloppement dans
un drap inbibé d'eau, à la température de 25°.

G. Sée, qui utilise l'hydrothérapie dans la

_____

1. *Traité clinique et pratique des maladies du cœur et de
la crosse de l'aorte*, par Michel Peter, 1883, Paris, p. 434 et
suivantes.

maladie de Basedow et quelquefois aussi dans les cas de palpitations, déclare qu'il n'y a pas d'eau minérale pouvant s'adapter au traitement des cardiopathies.

« En général, dit-il, le bain chaud, et même le « bain tiède, ne conviennent à aucun cardiaque. »

Le Dr Constantin Paul, professeur agrégé à la Faculté de Paris, accepte cependant notre manière de voir. Car il dit dans son *Traité des maladies du cœur* (1) : « C'est une erreur de croire que les « eaux minérales ne conviennent en aucun cas « au traitement des malades atteints de lésions « cardiaques : *il y a des eaux minérales qui sont* « *très utiles à ces malades;* mais il faut s'enten- « dre... » et l'auteur discute les cas qui 'ui pa- raissent favorables à cette thérapeutique (2).

A Lyon, MM. les professeurs Rambaud et B. Teissier, s'en montrent également partisans.

M. le professeur Rambaud (3) dit que parmi

1. *Diagnostic et traitement des maladies du cœur.* Paris 1838, p. 735 et suiv.

2. Au récent Congrès international d'Hydrologie (octo- bre 1889), le Dr Constantin Paul, rapporteur, résumant la discussion, déclare que « le danger n'est pas d'aller aux eaux avec une maladie du cœur, mais d'y aller avec une maladie du cœur méconnue, » ... et persiste dans sa manière de voir citée plus haut et émise lors de la publi- cation de son ouvrage.

3. *In : Lyon médical :* compte-rendu du 21 mai 1882 de la société nationale de médecine de Lyon.

« les malades atteints d'affections du cœur, qu'il
« a envoyés à Bagnols-en-Lozère, aucun n'a été
« rendu plus malade ; beaucoup ont été soulagés
« et quelques-uns guéris. » Il pense que, même
dans les cas de lésions valvulaires *définitives*, les
eaux de Bagnols peuvent avoir un effet utile en
modifiant et en améliorant la nutrition du muscle cardiaque.

M. le professeur B. Teissier, a publié dans la
France médicale du 26 juillet 1881, des leçons sur
les eaux minérales, dans lesquelles il préconise les
eaux de Bagnols, pour le traitement des affections
du cœur d'origine rhumatismale. Il émit également le même avis à la Société de médecine de
Lyon, dans la séance du 21 mai 1883. « Des faits
« nombreux, dit-il, tirés de ma pratique, me per-
« mettent d'affirmer que j'ai vu plusieurs mala-
« des guéris, et ne présentant plus ni bruits de
« souffle, ni symptômes fonctionnels anormaux
« après une ou plusieurs saisons à Bagnols. »

Dans la même faculté, MM. les professeurs Bou-
det et Soulié, ont émis une opinion identique
(voir : *les cardiaques aux eaux de Bagnols*,
Dr Coulomb, 1885).

A Montpellier, M. le professeur Battle, que nous
sommes heureux de pouvoir remercier ici des conseils qu'il nous a souvent donnés, lorsque nous
étions stagiaire dans son service, n'a eu également
qu'à se louer dans différents cas de ce mode de
traitement, « et », a-t-il ajouté, lorsque nous lui

demandions son opinion à ce sujet, « si mes mala-
« des n'ont pas été tous guéris, du moins l'état
« de beaucoup a été très sensiblement amélioré,
« et jamais je n'ai constaté d'aggravation à la
« suite de cette intervention thérapeutique. »

Si nous nous tournons du côté des établissements thermaux, nous trouvons un grand nombre de médecins, tant en France qu'à l'étranger,
qui, dans leurs écrits, reconnaissent les excellents effets de la balnéothérapie thermale dans le
cas qui nous occupe. Il serait trop long d'analyser
les nombreux documents qui nous sont parvenus ou
même d'en donner seulement les titres ; quelques-
uns méritent pourtant d'être cités ; mais nous ne
le ferons qu'avec la plus grande sobriété, pour
abréger cet historique.

M. le professeur W. Benecke, de l'Université
de Marburg, en Allemagne, a, un des premiers,
publié une série de brochures sur l'influence des
eaux de Nauheim sur l'organisme et sur les excellents résultats qu'il en a obtenus dans des cas
de lésions cardiaques, même très avancées (1).

M. le D⟨r⟩ Dufraisse de Chassaigne, médecin
inspecteur des eaux de Bagnols-en-Lozère (2),

1. Zur thérapie des Gelenkrhumatismus und der ihm
verbundenen Herzkrankheiten, Berlin 1872. Weitere Mittheilungen über die Wirkungen der Soolthermen Nauheims
nach Beobachtungen in den Jahren, 1859 und, 1860, Marburg, 1861... etc... etc...

2. *Du traitement de l'anévrysme rhumatismal du cœur*

M. le Dr V. Nicolas, de Vichy, dans son *Aperçu clinique sur l'utilité des alcalins dans certaines affections organiques du cœur* (1851) M. le Dr Coulomb, ancien interne des hôpitaux de Lyon, dans deux brochures, publiées en 1883 et en 1885 (1), Monsieur le Dr Blanc, dans son travail intitulé : *Les affections cardiaques d'origine rhumatismale, à Aix-en-Savoie,* 1886, etc..., etc..., reconnaissent tous, d'une façon formelle, l'utilité des pratiques thermo-minérales dans certaines lésions cardiaques, et apportent chacun à l'appui de son opinion un nombre considérable d'observations soigneusement rédigées (2).

par les eaux de Bagnols, 1856, 1857, 1859, *du traitement et de la guérison de l'anévrysme du cœur,* 1877.

1. Les cardiaques à Bagnols-les-Bains, 1883, les Asystoliques à Bagnols-les-Bains, 1885.

2. En 1874, M. le Dr Raynal de Tissonnière, inspecteur des eaux de Bagnols, présenta à l'Académie un mémoire sur l'action thérapeutique de ces eaux. On y trouve 10 cas d'endocardite chronique améliorés ou guéris par l'usage des bains.

En 1879, Hermentier soutint sa thèse sur l'influence des eaux de Bagnols, sur l'endocardite chronique.

Plus récemment enfin nous pouvons citer les publications suivantes :

Des applications thermiques et mécaniques dans les maladies de la circulation, par Winternitz (de Vienne) ; *les maladies du cœur et les eaux d'Evian* (Dr Chiais) ; *du traitement des maladies du cœur à Bagnols* (Dr Bourillon) ; *les cardiopathes à Bagnères-de-Bigorre* (Dr Gandy) ; *traitement de l'artériosclérose par les eaux faiblement minéralisées* (Dr Bouloumié) etc..., etc...

Aucun travail d'ensemble n'a cependant paru, nous le croyons du moins, sur ce sujet, et c'est pour ce motif qu'il nous a paru utile de combler une lacune en résumant tous les documents que nous avons pu nous procurer sur cette question, et de montrer tout le profit que peuvent réellement retirer nos malades d'un traitement dans une station thermale.

Sans vouloir soupçonner de partialité les médecins des établissements balnéaires, nous pouvons dire néanmoins que nous sommes mieux placé pour être absolument indépendant, et n'avoir en vue que la vérité et le bien de nos malades.

Que quelques-uns de ceux-ci retirent un bénéfice de notre travail, et, si petit qu'en soit le nombre, nous nous croirons suffisamment récompensé.

CHAPITRE II

*Antequam de remediis statuatur,
prius constare oportet quis sit mor-
bus, et quæ morbis causa.*

BAILLON.

Etiologie. — Avant de pénétrer dans cet important sujet, il ne nous paraît pas inutile de passer
rapidement en revue les causes originelles des
maladies du cœur.

La connaissance de ces causes nous facilitera
l'explication des résultats que nous observons à
la suite des pratiques thermo-minérales ; car,
d'une façon générale, le meilleur, nous dirons
même le seul traitement, pour qu'il soit rationnel
dans n'importe quelle affection, consisterait, non
pas à combattre les symptômes qui ne sont que
des effets, mais la maladie primordiale, la cause
génératrice, qui malheureusement nous échappe
encore bien souvent.

*Principiis obsta sero medicina paratur.
Cum mala per longas invaluére moras.*

Il ne s'agit pas ici de faire un traité sur les
maladies du cœur, pas plus d'ailleurs que sur les
eaux minérales ; il nous suffira par conséquent d'ex-

poser aussi succinctement que possible comment, par quel mécanisme, à la suite de quels troubles prennent naissance les lésions cardiaques; et nous devons ajouter, que pour la rédaction de ce chapitre, nous avons fait de nombreux emprunts, aux différents traités classiques, et en particulier aux ouvrages si savants et si intéressants de M. Constantin Paul et de M. le professeur Peter.

Avec ce dernier nous dirons qu'il ne faut pas borner l'étude du cœur à reconnaître des lésions de valvules ou d'orifices, à découvrir des bruits de souffle ou de frottement indices de ces lésions ; mais qu'il faut, une fois la lésion reconnue et partant de ce point, en rechercher la cause originelle, cause que nous ne retrouverons pas toujours, mais à laquelle néanmoins il nous sera parfois permis d'arriver.

Nous constatons, dans la pathologie cardiaque, des péricardites, des myocardites, des endocardites aiguës ou chroniques, simples ou compliquées, des lésions valvulaires qui succèdent aux endocardites, des névrites et des névralgies du plexus cardiaque, des affections du péricarde (hydropéricarde, adhérences, symphyse cardiaque, altérations fibreuses, ossifications...), des altérations des artères coronaires, de la crosse de l'aorte, etc... etc... Toutes les parties du cœur, en un mot, peuvent être atteintes : le système circulatoire tout entier peut être malade. Quelle est la nature de ces lésions ?

Celles-ci sont de trois ordres :

1° Les unes dérivent des fonctions physiques et physiologiques du cœur ;

2° D'autres sont la conséquence de la structure compliquée de cet organe, en vertu de laquelle certaines diathèses frappent un ou plusieurs de ses tissus ;

3° Enfin, nous trouvons des troubles fonctionnels ou même matériels qui relèvent des affections morales.

Ainsi, le cœur, organe physique, est frappé par le fait même de ses fonctions mécaniques, le cœur, viscère très complexe dans sa structure, est frappé par les maladies générales ; parfois enfin grâce à sa richesse en plexus nerveux il se trouve être l'aboutissant de certains troubles de l'innervation : névroses par les passions, névroses par le surmenage, les excès de tout genre, etc.

A. — Au point de vue physico-physiologique, le cœur est l'organe central de la circulation ; c'est l'organe de distribution du sang. Il est le siége d'alternatives de contraction et de relâchement ; il frotte et frappe sans cesse contre son enveloppe ; de là, certaines lésions d'usure et d'irritation du péricarde ; de là, les plaques laiteuses analogues aux durillons de la main, les plaques de frottement de Peter.

Par le seul fait qu'il lance le sang dans les vaisseaux, tout obstacle dans la circulation sanguine périphérique ou centrale doit forcément gêner son fonctionnement, et alors, *machine vivante*, il réagit, il lutte et cherche à écarter l'obstacle. Celui-ci persiste ; le cœur grossit ; c'est l'hypertrophie appelée providentielle ou compensatrice ; hypertrophie, qui survient, non pas pour lutter, mais parce que le cœur lutte pour vaincre une résistance.

Voilà des lésions par cause purement physique, purement mécanique ; on voit, sans que nous entrions dans des détails, comment les affections des poumons (catarrhe chronique, emphysème, asthme... William James, etc...), de l'estomac, du foie (cirrhoses... Potain, Gangolphe, 1875...), des reins (mal de Bright... Fibson, Potain...), etc... etc... amènent forcément et dans un délai plus ou moins bref, des lésions anatomiques du cœur, avec tous les résultats qui en découlent inévitablement au point de vue général.

B. — Mais il est d'autres lésions, d'un ordre tout différent, celles qui se lient intimement à une maladie générale, à une dyscrasie totale de l'organisme, et ce sont pour nous les plus intéressantes.

Parmi les affections dont l'influence est la plus directe et la plus fréquente sur le cœur, il en est une, le rhumatisme, qui tient incontestablement la première place (voir les travaux de Pitcavin, 1788 ; de Baillie, 1797, etc... de Bouillaud, de Budd, de Peter, de Latham, de Fuller, de Sibson, etc...) Les relations sont même si étroites, la coexistence

des lésions cardiaques et des diverses manifestations rhumatismales est si fréquente qu'on a pu
dire que la lésion cardiaque précédait l'apparition
de la maladie générale, qu'elle en était la cause
originelle; cette théorie a été soutenue dans plus
d'un ouvrage, en particulier en Allemagne (1).

Sans aller aussi loin, nous pensons avec la plupart des auteurs, que le rhumatisme, qu'il soit de
nature infectieuse et microbienne, comme le veu-
lent Hueter, Fleischaver, Jaccoud, Klebs, (2) etc...,
de nature nerveuse, suivant l'opinion des Drs Trolard (3), Besnier, Pirodon (4), Mittchell, etc..., qu'il
soit dû à la présence de l'acide lactique en excès
dans le sang (Obs. de Todd, de Richardson, de
Mosler), à la plasticité anormale et à une augmentation considérable dans la quantité de fibrine de
ce même liquide, comme l'indiquent Andral, Ga-
varet, Nasse, Simon, Rodier, etc..., etc... ou qu'il
ait toute autre origine, nous pensons, disons-
nous, que le rhumatisme est une affection générale, frappant de préférence les séreuses et *toutes*
les séreuses de l'économie. Quoi donc d'étonnant,
que le cœur, organe musculaire placé entre deux
séreuses, présente des lésions inflammatoires ou
autres de ces mêmes enveloppes.

1. Bamberger (*Lehrb. der Krankh. des Herzens*, 1853.
Zichl (inaug. dissert. Erlangen, 1854), etc...
2. *Archiv. f. exper. Path. und pharm*, t. IX, p. 52, 1878.
3. Communication à la section de médecine d'Alger, par
le professeur Trolard, 7 juillet 1883.
4. Thèse Paris, 1889.

Pourquoi ferait-il exception à la règle, et pourquoi le rhumatisme, qui frappe les synoviales, les plèvres, les méninges, etc.., épargnerait-il le péricarde ou l'endocarde ? Alors, quoi d'étonnant que les eaux minérales, dont les effets dans le rhumatisme ne sont contestés par personne, aient également une action puissante sur les manifestations cardiaques de cette même affection ?

Mais n'empiétons pas sur un autre chapitre : ces quelques mots suffisent pour faire entrevoir déjà que nous trouverons de nombreux matériaux à l'appui de notre thèse.

Il est d'autres maladies qui frappent le cœur et ses enveloppes, en particulier l'endocarde. Les principales sont les maladies infectieuses : la variole, la rougeole (Huchard et Desnos), la scarlatine (Trousseau, West), la fièvre typhoïde, (Hayem...) etc... Mais alors ces lésions passent presque inaperçues au milieu du processus général de la maladie ; et, de plus, le malade guéri, le cœur guérit généralement aussi. Résultat d'une maladie aiguë, la lésion cardiaque n'existe que passagèrement, et n'a pas de tendance à passer à l'état chronique, ou bien le malade meurt et l'état du cœur n'est constaté bien souvent qu'à l'autopsie.

Il en est de même des péricardites, suites d'un refroidissement. Si le sujet est bien portant, s'il n'est entaché par aucune diathèse, ces maladies aiguës disparaissent sous l'influence d'un traitement rationnel, sans laisser de traces ou à peu près, absolument comme l'hypertrophie cardiaque des femmes enceintes, que l'on peut qualifier de physiologique (Andral, Traube, Braun, Blot, Larcher): il y a cependant certaines conditions où l'on a vu cette hypertrophie persister, de même que l'endocardite, née dans les mêmes circonstances, peut passer à l'état chronique (Istria, thèse 1888. Porak, Da Costa, etc.).

La chorée est fréquemment aussi accompagnée d'endocardite qui plus tard peut donner naissance à des troubles valvulaires sérieux (Bright, Roger, Battle, Sée). Mais la chorée n'est-elle pas elle-même de nature rhumatismale et le choréïque n'est-il pas un vieux rhumatisant, ou au moins, un *candidat* à cette diathèse?

L'observation tend de plus en plus à démontrer l'exactitude de cette assertion.

Enfin l'alcoolisme, la sénilité (1), la misère, le surmenage (Revilliod de Genève, Sibson (2), Peter, O. Fraentzel (3) Thurm.... (etc)., ont une

1. Bichat (*anat. Gén. T. II. p. 292*). — Baillie, *in transact of a society for improvement. T. I. p. 132.* — Ducastel (*Recherches sur l'hypertrophie et la dilatation du cœur (arch. gén. de méd. janvier 1880*). — Bierner (Schweiz Corr. bl. N°.. 1. 1872).—Ponfick (Berlin. *Klin. Wochensch.* 1873) etc... etc. —

2. Preynoldis system of médecine

3. O. Fraentzel. privat docent à la Charité, à Berlin Hypertr. et dilat: du cœur causées par les fatigues de la

influence énorme, et sur laquelle nous ne pouvons pas nous arrêter.

Il est enfin une troisième et dernière série d'affections cardiaques provoquées par un état indéterminé, dont la lésion ne tombe, pour le moment du moins, ni sous le scalpel, ni sous le microscope : les névroses. Ici, comme le dit Peter, le cœur est affecté par le tabac ; là, nous trouvons l'influence des passions tristes ; ailleurs enfin, nous constatons tous les symptômes de l'angine de poitrine, et nous ne pouvons les rapporter, en dépit des recherches les plus récentes, à aucune lésion constante et caractéristique. Il y a dit-on, névrose, et jusqu'à présent du moins, nous sommes obligés de nous payer de ce mot vague qui disparaîtra bien certainement un jour.

De même, d'après Peter et Huchard, les émotions, les chagrins répétés, peuvent provoquer des myocardites.

Dans tous ces cas, le meilleur traitement est la distraction.

Nous croyons que ces quelques mots sur la pathogénie des maladies du cœur suffiront pour faire comprendre comment et par quel mécanisme nous espérions arriver à expliquer, à démontrer, l'action des eaux minérales sur les cardiaques, ou plus exactement, sur certains cardiaques.

guerre, 1873 (Ueber die entstehung von hypertrophie und dilatation der Herzventrikel durch Kriegsstrapazen).

Entrer dans plus de détails nous paraît inutile, et nous renvoyons aux ouvrages cités dans le cours de ce chapitre.

Mais avant tout, nous tenons à insister sur ce fait, que la lésion cardiaque est rarement, très rarement idiopathique.

Friedreich cite bien cependant quelques cas d'hypertrophie idiopathique ; mais Stokes les croit très rares, et si Baus en réunit 184 cas (1860), si Moinet (Edimburg 1872), Myer, Macleau, Thurm (Berlin, 1872) en indiquent un certain nombre d'observations chez des soldats ou des facteurs surmenés, on peut dire que ce ne sont là que des exceptions.

« La lésion, c'est la maladie », disait Laënnec qui ne cherchait et ne voyait qu'une altération anatomique. Grosse erreur qui entraîne cette conclusion du médecin en face du patient : « C'est une maladie du cœur ! que voulez-vous que j'y fasse ? » et lui fait ordonner une potion plus ou moins compliquée dans laquelle entre presque inévitablement la digitale.

Rien n'est plus funeste, comme le dit F. Berard, dans un travail sur l'application de l'analyse à la médecine, que de donner aux choses une simplicité qu'elles n'ont pas dans la nature *et qu'elles ne sauraient avoir.*

Rappelons-nous avec Stokes (1), que le méde-

1. *Diseases of the heart*, p. 311, 1851.

cin trouvera un guide, non dans les conditions mécaniques de la maladie, mais dans les conditions vitales de l'organisme ; rappelons-nous toujours avec Bouillaud (1) que « la grande et principale inconnue, c'est réellement cet acte vital « sous l'influence duquel se développent les altérations organiques elles-mêmes » ; que les lésions ne sont pas et ne peuvent pas être des entités morbides, et que les maladies du cœur ne sont le plus souvent, pour ne pas dire toujours, que des accidents anatomiques locaux, placés sous la dépendance d'un état général diathésique, sous la dépendance d'un trouble de l'acte vital (Stokes, Gendrin, Sénac)... et qu'un traitement, pour qu'il soit efficace et rationnel, doit avoir la prétention d'être un modificateur de l'organisme tout entier.

1. *Traité des maladies du cœur*, t. I, p. 303.

CHAPITRE III

DES DIVERS MODES D'ADMINISTRATION DES EAUX MINÉRALES.

Ce chapitre serait peut-être mieux placé après le suivant, et cependant nous pensons qu'avant de chercher à expliquer les divers effets des eaux minérales, il est préférable d'indiquer rapidement quels sont les divers modes d'administration employés dans les établissements thermaux, pour obtenir ces mêmes effets. On pourrait nous objecter qu'il vaudrait mieux énumérer d'abord les propriétés de ces eaux : nous ne le croyons pas l'action produite différant avec les procédés balnéaires.

Nous ne pouvons pas nous étendre sur les différents procédés employés dans les stations thermales : quelques mots sur chacun d'eux suffiront pour indiquer la marche à suivre et faire comprendre les résultats que l'on est en droit d'en attendre, et nous renvoyons le lecteur aux nombreux travaux qui ont été publiés sur ce sujet.

En somme, toutes ces pratiques peuvent se résumer à trois :

1° Le bain;

2° La douche.

3° L'ingestion directe sous forme de boissons.

I. — *Du bain.* Le bain est, suivant Monsieur Durand-Fardel, la représentation essentielle de la médication thermale. Il consiste, au point de vue où nous nous plaçons, bien entendu, *à plonger le malade, pendant un temps plus ou moins long, dans une quantité suffisante d'eau minérale.*

Pendant de longues périodes, l'usage populaire et traditionnel des eaux minérales a été borné à leur emploi balnéaire, et ce n'est qu'à une époque relativement récente que l'on a commencé à en faire usage à l'intérieur, du moins dans un but médical. La balnéation, quoi qu'il en soit des nouveaux procédés hydrothérapiques, est restée la base de la médication thermale, et, dans plus d'un établissement, son unique expression.

Cet usage exclusif ou absolument prédominant du bain règne dans des stations les plus dissemblables au point de vue de la composition des eaux, près des sources trop fortement minéralisées pour être prises à l'intérieur comme celles de Salies de Béarn, par exemple, ou des sources indéterminées, très faiblement minéralisées, auxquelles, en dehors de la balnéothérapie, dont les effets sont certains (Hayem, etc.), on ne saurait reconnaître aucune action physiologique.

1. Voir les ouvrages de Fleury, de Durand-Fardel, etc., etc... voir également le travail sur *le traitement thermal* de Jardet, paru tout récemment dans les *Annales de médecine thermale* (Vichy, 1889).

Le bain agit, comme nous le verrons au chapitre suivant, sur l'organisme tout entier ; il modifie l'état constitutionnel et dyscrasique du sujet : il agit sur la respiration, la circulation, l'innervation, etc. ; en un mot, sur la nutrition tout entière. Comment ? C'est ce que nous chercherons à expliquer plus tard.

Quelle est la technique du bain ? Quelle est sa durée ? Quelle doit être sa température ? etc.

Et d'abord quelle doit être la durée d'un bain pris dans un but thérapeutique déterminé ? Après combien de temps le bain a-t-il produit ses effets? Nous ne parlons ici, bien entendu, que du bain thermal, tel qu'on le prescrit dans les établissements de ce genre, et non des bains utilisés chez les fébricitants, dans certains cas de chirurgie de brûlures étendues, de dystocie, d'affections cutanées, etc., etc.

A ce sujet on trouve quelques divergences entre les auteurs; tandis que les uns le recommandent d'une durée très courte, d'autres au contraire laissent leurs malades dans l'eau pendant un temps qui nous paraît exagéré.

Il faut que l'excitation produite par le bain ne soit ni trop forte ni trop faible pour le sujet; par conséquent, *sa durée doit varier avec les malades*. On doit aussi varier à propos la quantité de matières solides contenues dans le bain, c'est-à-dire choisir convenablement les stations thermales. C'est pour cela que le professeur Benecke, en Allema-

gne, conseillait de couper l'eau des bains desti-
nés aux cardiaques trop affaiblis avec de l'eau
simple. « Autrement, ajoutait-il, si la surexcita-
« tion est trop forte, il se produit une diminution
« de l'appétit, un affaiblissement général des for-
« ces, la perte du sommeil, et même des accès fé-
« briles (1) ».

D'autre part, on peut observer sur la peau de
l'ecthyma et des furoncles ; « Ces formations »,
dit le même auteur (2), « ne sont pas les produits
« d'une crise dangereuse, comme on le croyait
« autrefois, mais tout simplement les suites d'une
« hyperhémie atonique et paralytique des vais-
« seaux de quelques parties de la peau ; elles
« réclament la diminution immédiate de la du-
« rée des bains, ou des matières solides tenues
« en dissolution dans l'eau minérale. »

En somme, nous voyons dans la plupart des
stations la durée du bain osciller entre une demi-
heure et une heure. C'est là une moyenne, qui
peut varier évidemment, mais dont il est toujours
bon de ne pas s'éloigner, surtout au début d'un
traitement, et pour tâter la sensibilité du malade.
L'état de ce dernier d'ailleurs exigera une sur-
veillance attentive absolument nécessaire pour
éviter tout accident, et nous croyons qu'on ne
devra jamais abandonner un cardiaque seul dans

1. *Weitere Mittheilungen über die Wirkungen der Soolthermen Nauheim's...* Marburg, 1863.
2. *Loc. cit.*, p. 22.

une cabine, même ayant à sa portée un cordon de sonnette ou autre appareil destiné à appeler l'attention du baigneur. La plus rigoureuse exactitude devra toujours être observée dans ces prescriptions.

Quelle sera la température du bain? Celle de la source, nous dira-t-on! Oui, si elle n'est pas trop élevée, si elle ne dépasse pas 30 à 35 degrés; mais si elle est supérieure à cette dernière, il est préférable de la laisser refroidir dans des réservoirs particuliers et existant dans la plupart des établissements d'eau hyperthermale. La température la plus convenable oscille entre 31 et 34 degrés, elle ne fatigue pas la tête, et est facilement supportée par le malade: au chapitre suivant, nous étudierons les effets du bain à cette température seulement.

Si l'eau est très chaude ou dépasse seulement 37 ou 38 degrés au moment de l'immersion le malade éprouve une sensation pénible. La respiration se trouve immédiatement gênée, et la peau est le siége d'une espèce de spasme, de contraction générale, presque analogue à celle qu'on ressent dans un bain froid. Ce phénomène d'ailleurs disparaît rapidement, et si le patient reste plus longtemps dans le bain, cette membrane rougit par l'afflux du sang; elle semble se gonfler; le cœur se contracte avec rapidité; les artères carotides et temporales battent avec violence, la face est rouge, les yeux sont injectés, la respiration devient fréquente, oppressée, et dans des cas de prédisposition exceptionnelle il pourra même survenir des signes de congestion cérébrale.

D'ailleurs Broussais et avec lui tous les auteurs ont reconnu que rien ne vaut un bain très chaud pour réveiller la goutte ou un rhumatisme endormi.

Plus froide au dessous de 30 degrés, elle serait peut-être mieux et surtout moins péniblement supportée ; mais d'autres accidents pourraient se produire aussi. Il y a donc une moyenne dont il serait imprudent de s'éloigner ; et si nous relevons dans les ouvrages un certain nombre de résultats fâcheux et même des cas de mort, ils sont dus presque tous à la négligence et à l'inobservation des règles rigoureuses que nous venons de tracer.

II. — *De la douche.*

Le bain, venons-nous de dire, est l'expression la plus formelle des pratiques thermales ; c'est lui que nous préconisons surtout ; c'est le bain que nous voyons employé et indiqué par presque tous les médecins des établissements thermaux. Nous serons donc bref sur la douche ; un mot nous suffira.

Nous la conseillons peu, nous séparant ainsi de

Baron, cité par Raynaud (*in Dict. encycl. art. rhum. articul.*), qui prétend que nos malades supportent généralement mieux les douches que les bains, mais qui, en tout cas, reconnaît parfaitement les bons effets que peuvent retirer les cardiaques d'un séjour dans une station thermale.

On donne le nom de douche à *une colonne de liquide ou de vapeur qui vient frapper d'une manière continue une partie quelconque du corps soumise à son action dans un but thérapeutique.*

Les effets de la douche varient avec la nature de l'eau, la température, la force et la durée de la projection, la forme de l'instrument, etc.; mais, d'une façon générale, la douche provoque une impression pénible, une surprise plus ou moins intense, une sorte d'attrition générale de tout l'organisme, qui ne peut être favorable à des malades atteints de lésions cardiaques. On a vu des syncopes mortelles en être le résultat, et ces quelques cas fâcheux suffisent pour nous la faire rejeter en principe. Il est juste de dire cependant que si la lésion est au début, si le malade est dans un état général satisfaisant, et s'il n'a que des *reliquats* laissés par une ou plusieurs attaques de rhumatisme, quelques douches à température un peu élevée ne pourront lui faire du mal ; elles exciteront même la nutrition générale et retentiront favorablement sur son organisme. Becquerel, dans ses conférences faites à la Pitié en 1859, cite deux cas d'hypertrophie cardiaque avec rétrécissement mitral, l'un chez un homme, l'autre chez une femme, qui furent rapidement améliorés par l'usage des douches.

Il y a aussi des cas de congestion et d'hypertrophie du foie où des douches locales pourront avoir une influence favorable sur la marché de la maladie, et, en hâtant la résolution hépatique, retentir favorablement sur les troubles cardiaques.

III. — *Eau prise en boisson.*

Reste l'ingestion directe des eaux prises par verrées, à intervalles plus ou moins éloignés, dans la journée.

Cette pratique est aussi très répandue, trop peut-être, car beaucoup de malades, et même des plus intelligents, provoquent souvent des effets contraires à ceux désirés.

S'imaginant que plus on en boit, plus le résultat convoité se fera rapidement sentir, ils absorbent chaque jour des quantités d'eau considérables et ne conservent de leur prétendue cure que des pesanteurs d'estomac, des gastralgies, des nausées et des dérangements intestinaux. Autrefois d'ailleurs, il faut bien le dire, les médecins eux-mêmes ordonnaient des dix, vingt, trente verrées par jour à leurs malheureux clients. Aujourd'hui on est revenu de ces erreurs, et

— 41 —

deux, trois, quatre verrées prises dans la journée, suffisent au traitement. Le matin, le malade se rend à la source : il y retourne dans l'après-midi et le soir, buvant chaque fois un ou deux verres, et cela suffit pour les 24 heures. Il y a même des stations où la moyenne journalière ne dépasse pas 2 verrées de 200 grammes chacune.

Au point de vue qui nous occupe, les eaux, prises en boisson, régularisent les fonctions digestives, activent les sécrétions internes, agissent sur le foie, les reins..., etc., et par contre-coup, sur le cœur, si la lésion est due à une maladie d'un quelconque de ces organes.

Evidemment, le cœur, facilité dans sa tâche par une déplétion plus facile et plus complète du foie, des reins ou des poumons, bénéficiera dans une large mesure des résultats obtenus :

Nous n'avons qu'à voir les maladies traitées à Vichy et à lire le travail du Dr Nicolas (1) et les observations de bien d'autres médecins pour nous convaincre de l'utilité incontestable de ces eaux dans des cas déterminés.

Mais, si nous avons affaire à une affection rhumatismale, à une diathèse qui atteint l'organisme tout entier, les effets obtenus quoique réels et indiscutables, seront moins évidents et moins directs.

1. *Aperçu clinique de l'utilité des alcalins dans certaines affections organiques du cœur.* Vichy, 1851.

Aussi arrive-t-il souvent que les rhumatisants se contentent de prendre des bains, un ou deux par jour, sans se livrer aux pratiques de l'ingestion directe des eaux minérales.

Quoi qu'il en soit, nous conseillons aux malades cardiaques de boire un ou deux verres par jour, à la température même de la source. Activant le fonctionnement des glandes de l'estomac et de l'intestin, des reins, du foie et de tous les organes glandulaires, augmentant la désassimilation générale, et particulièrement celle des matières albuminoïdes (Hayem), l'eau, ingérée directement, ne peut qu'être un utile adjuvant dans le traitement des cardiopathies. D'origine complexe, la lésion cardiaque a besoin d'être attaquée de toutes les manières.

CHAPITRE IV

Quelles sont les diverses actions des eaux minérales ? Quels effets produisent-elles sur l'organisme ? Quels résultats peut-on attendre de leur administration ? —Telle est, en résumé, la question que nous allons essayer de résoudre dans ce chapitre, question difficile, sans doute, mais très importante, car de la réponse découlera naturellement notre conclusion.

Nous nous sommes entouré des publications les plus récentes, nous avons essayé d'avoir l'avis des hommes les plus expérimentés à ce sujet, soit en nous adressant directement à eux, soit en puisant leurs opinions dans leurs propres ouvrages, nous avons fait nous-même de sérieuses recherches dans un établissement, et, bien que les résultats obtenus ne soient pas toujours identiques, bien que même, dans les détails, nous ayons pu relever quelques contradictions, néanmoins nous avons toujours trouvé les grandes lignes sensiblement les mêmes partout, et une série de faits non controversés que nous allons essayer de résumer le plus clairement possible.

Les eaux ont une action bien déterminée sur l'organisme : mais cette action diffère essentiellement suivant leur mode d'emploi : à telle fin, tel procédé. Nous ne devons donc pas traiter d'une façon générale *de l'effet des eaux minérales :* il faudrait pour cela diviser notre étude.

Les quelques mots que nous avons dits au chapitre précédent sur les divers procédés employés pour utiliser les différentes propriétés des sources thermo-minérales nous guideront ici. Mais, tout en suivant la même division, pour éviter des redites forcées, nous ne nous étendrons que sur l'action des bains, ne consacrant que quelques lignes à l'eau prise en boisson et à la douche.

Le *bain* agit, d'après tous les observateurs, sur l'organisme tout entier. Il nous faut donc rechercher quelle est son action sur les divers appareils de l'économie, quels sont ses effets tant au point de vue de la physiologie normale qu'à celui de la physiologie pathologique. Nous exposerons ensuite au chapitre suivant le *mode d'action* des eaux minérales administrées de cette façon, et les différentes théories qui s'y rattachent.

Commençons par les organes qui se trouvent le plus immédiatement intéressés, ceux de la respiration et de la circulation.

A. — *Action sur la respiration.*

Les premiers organes impressionnés à l'entrée dans le bain, sont ceux de la respiration et de la circulation. Il est difficile de scinder cette étude, vu qu'il y a corrélation entière entre les effets produits sur l'un et sur l'autre système. Cependant, pour plus de clarté, voyons comment se comporte le poumon, quels changements se produisent dans l'acte respiratoire : nous chercherons ensuite comment agit et réagit le cœur dans les mêmes circonstances.

Le sujet entre dans le bain, un bain de 28 à 33 degrés, c'est-à-dire tiède, à température douce, et n'impressionnant pas ou presque pas l'épiderme. Il est calme, n'éprouve aucun sentiment de gêne, aucune surprise désagréable, mais le rythme de la respiration se modifie immédiatement.

L'énergie expiratoire est augmentée; l'*expiration* est plus prolongée, plus profonde, plus complète : il en est souvent de même aussi pour l'étendue de *l'inspiration*, mais moins régulièrement.

Cet accroissement, d'après Grœdel, de Nauheim (1) est constant et augmente avec la propor-

1. Voir le n° 22 (mai 1880) du *Berliner Klinische Wochenschrift* : article de Grœdel, de Nauheim, sur la pneumatométrie dans les différents bains, et le n° de juin 1883,

tion des éléments fixes du bain, et cela pendant les dix premières minutes seulement, après lesquelles le rythme redevient régulier avec cependant, dans la plupart des cas, un peu plus de lenteur et de profondeur dans les mouvements thoraciques.

La température n'a aucune influence sur cette action entre 28 et 33 degrés. Cette énergie persiste un quart d'heure après le bain, celui-ci durant, tout le temps des expériences, une demi-heure environ.

Grœdel, qui faisait très exactement toutes ses mensurations avec le pneumatomètre de Waldemburg, ses sujets portant le masque buccal de Biedert, conclut de ses recherches, que le bain, entre 28 et 33 degrés, *facilite la respiration ;* que celle-ci est plus ample, plus étendue, plus complète ; et cherchant à appliquer à des cas pathologiques les résultats observés chez des individus bien portants, il constata chez ses malades des résultats identiques, c'est-à-dire une *plus grande facilité de la respiration*. Il soumit à l'usage des bains des malades atteints d'emphysème pulmonaire, de bronchite chronique, d'anciens épanchements pleuraux, de certaines affections orga-

de la même revue et du même auteur : *Zur Béhandlung Herzkrank...*

Voir également le très intéressant rapport du Dr J. Schnitzler, de Vienne, sur la pneumatothérapie dans les maladies du poumon et du cœur (Congrès de Genève, 1878).

niques du cœur... etc...; tous se trouvèrent soulagés.

Les mêmes résultats ont été obtenus en Amérique par Crowher (*Australian méd. journ.*, avril 1880 : *Traitement du rhumatisme par les bains chauds*).

Stolnikoff (1), qui a fait aussi de nombreuses recherches sur ce sujet, a publié des observations identiques. Il a trouvé, comme Grœdel, comme Crowher et comme nous-même, que tandis que les bains d'une température légèrement inférieure à celle du corps augmentent l'énergie des forces respiratoires, ceux dont la température est plus élevée, l'affaiblissent, aussi bien chez les fébricitants que chez les gens bien portants.

Nous devons ajouter néanmoins que tous les auteurs ne sont pas du même avis, et pour ne citer qu'un de ceux qui ont écrit le plus récemment sur ce sujet, le Dr Jardet, de Vichy (2), déclare « qu'il a constamment trouvé une accélé-
« ration respiratoire dans les bains simples ou
« minéraux à 33 degrés », et il croit pouvoir attribuer cette augmentation « au défaut de respi-
« ration cutanée, à la pression exercée par le
« liquide et à la congestion des organes internes. »
Nous citons cette opinion, mais nous nous hâtons d'ajouter qu'il nous est impossible de nous y ral-

1. S. Pétersburger, *Med. Wochenschrift*, 1879.
2. *In Annales de médecine thermale*, 5 juin 1859, p. 85, Vichy.

lier, et que nous admettons absolument la diminution dans le nombre des mouvements respiratoires avec augmentation dans l'étendue de ces mouvements.

Au point de vue des échanges gazeux, à quels résultats est-on arrivé ?

Les bains augmentent l'absorption de l'oxygène et en même temps l'exhalation de l'acide carbonique. Ce fait est admis par tous les auteurs : nous n'avons pas besoin de nous y arrêter, et nous renvoyons aux travaux de Winternitz, de Liebermeister, de Pfluger, de Coloranti, de Schott de Nauheim (1), de Kisch (2), de Coignard (3), d'Aüerbach de Breslau... etc... etc...

Nous pouvons donc résumer en deux mots l'action du bain minéral, entre 28 et 33 degrés environ, au point de vue pulmonaire :

1° Il facilite les mouvements respiratoires.

2° Il augmente les échanges gazeux dans l'intérieur des poumons.

B. — *Action sur la circulation.*

L'étude de l'influence des bains sur l'appareil circulatoire a été faite par de nombreux obser-

1. *Berliner Klinische Wochenschrift :* juin 1880.

2. Jahrb. of Basneslog. *De la Balnéothérapie dans les maladies du cœur*, p. 7, 1876.

3. *Union médicale*, nᵒˢ 76, 77, 1881.

valeurs, et en particulier par W. Benecke (1),
Andrew James (2), Liébig (3), Winternitz (4),
Landerer, Armieux (5), Stolnikow, Homolle, Ja-
cob, Heidenheim, etc., etc.

Voici les résultats que nous pouvons regarder
comme l'expression la plus exacte de l'observation faite toujours dans les mêmes conditions de
durée et de température, c'est-à-dire pour des
bains durant de trois quarts d'heure à une heure,
et d'une température oscillant entre 28 et 33 degrés.

Au commencement du bain, quelques minutes
à peine après l'entrée dans l'eau, il se produit un
ralentissement des battements cardiaques ; ce qui
provoque un état de calme qui finirait par con-
duire au sommeil pour peu que le malade y fût
disposé. M. le Dr Jardet, de Vichy, donne des résultats identiques, étudiés sur lui-même à Vichy ;
nous ne pouvons mieux faire que de les citer, car

1. *Kurze Mittheilungen über die Soolthermen Nauheim's,*
etc. Marburg, 1854, p. 22 et suiv.

2. *St Bartholomew hospital reports,* 1874.

3. Observations sur le pouls et la température dans le
bain tiède, 1878.

4. *Influence de la chaleur et du froid sur la tonicité des
vaisseaux et des tissus,* par le professeur Winternitz,
Vienne, 1886.

5. *Recherches sur l'état de la circulation pendant la cure
de Barèges. Annales de la société d'hydrologie médicale,*
t. XXII.

ils résument toutes les observations que nous avons sous les yeux :

Le 1er jour av. le bain 66 puls. — après 2 m. 54
    2e   —   72   —   56
    3e   —   66   —   52
    4e   —   72   —   56
    5e   —   66   —   52

Nous devons ajouter cependant que le fait n'a pas été toujours vérifié, et que quelques auteurs n'ont pu constater cette diminution, qui cependant est assez sensible, puisque nous l'avons vu varier de 2, 4, jusqu'à 15 pulsations par minute.

Après un quart d'heure ou vingt minutes environ, si on compte de nouveau les battements de l'artère, on trouve qu'il s'est produit une légère augmentation, qui ne se maintient pas longtemps d'ailleurs, et ne ramène jamais le nombre des battements cardiaques à ce qu'il était antérieurement au bain. Cette accélération est en raison directe de la température et de la concentration minérale de l'eau du bain (Moczutkowski 1886, etc...) Aussi les eaux faiblement minéralisées sont-elles de beaucoup préférables à celles trop chargées en principes solides. Mais ce phénomène n'est que passager et ne se maintient pas. Presque tous les auteurs ont constaté, après une demi-heure environ, une diminution sensible dans le nombre des battements cardiaques; diminution qui dure après le bain, tant que persiste la sensation de fraîcheur qui suit la sortie de l'eau, c'est-à-dire pendant une heure environ.

Au sphygmographe, à la température de 20°, Moczutkowski a vu que la tension diminuait légèrement pour s'élever ensuite et se maintenir ainsi trois ou quatre heures. Les Drs Espina y Capo et Hernandez Silva, dans leur travail sur les eaux de Panticosa, sont arrivés à des résultats identiques ; Leuchtenstern a fait les mêmes observations. Le tracé sphygmographique, pris une demi-heure après le bain, est modifié en ce sens que le sommet de la pulsation s'aplatit et que le dicrotisme disparaît ; ce qui est en rapport avec la contraction vasculaire périphérique qui accompagne le refroidissement cutané (Homolle).

Que devient la température du corps pendant le bain ? La température périphérique s'abaisse au bout de quelques minutes : ce résultat n'est nié par personne (voir les travaux de Liebig (1), de Jacob (2), de Heidenheim (3) etc...)

À 20° Moczutkowski a constaté un abaissement de la température interne et externe ; d'après lui, à 34° la température interne s'abaisserait seule,

1. Obs. sur le pouls et la température dans le bain tiéde. Liebig, 1878.

2. Jacob : *Archiv. fur pathol.* T. XII. *Recherches sur la quantité de chaleur perdue par l'organisme dans les bains d'eau de diverses espèces.*

3. Pflüger 's Archiv. T. V, 1872.

tandis qu'on observerait une augmentation de chaleur à la périphérie. Deux heures après le bain la température buccale s'élèverait de un dixième de degré environ, et cet effet ne se maintiendrait pas longtemps (Homolle). Mais ces résultats n'ont pas toujours été constatés, et nous-même nous n'avons pu les contrôler.

Pour que tous les effets utiles d'ailleurs se produisent, il faut que le malade, loin de se contenter de prendre son bain, de s'habiller et de rentrer immédiatement chez lui, fasse au contraire un certain exercice et se promène quelque temps, comme le font remarquer avec juste raison tous les auteurs, sous peine de voir la température s'élever sensiblement et dépasser même celle qu'avait le malade avant de prendre son bain (1). C'est à ce moment-là que nous conseillons avec Galien, Gendrin, Cruveilhier, Trousseau (2), Perrussel (3), C. Paul (4).... etc... les pratiques si utiles du massage, sur lesquelles d'ailleurs nous ne pouvons pas actuellement insister (5).

L'action du bain minéral sur le cœur n'est donc

1. Voir les Observ. de M. Delmas S. Hilaire, à l'hôpital Saint-André, de Bordeaux, 1879.
2. *Thérap.* t. II, p. 129.
3. Thèse Paris, 1869.
4. *Loc. cit.*, p. 808.
5. Voir du même auteur: *du traitement de l'entorse par le massage.* chap. V, p. 37 et suiv. Paris, Jouve, 1888.

que secondaire, et ne se produit que par l'intermédiaire des vaisseaux périphériques.

Le cœur, en effet, a pu être comparé à une machine hydraulique, mais à une machine vivante, dont le piston est remplacé par la contractilité musculaire, et qui a pour fonctions d'envoyer le sang dans toutes les parties de l'organisme. Mais cette distribution se fait elle-même par l'intermédiaire de vaisseaux qui peuvent bien être comparés à des tuyaux d'irrigation, mais qui sont vivants, qui réagissent sous l'ondée sanguine et dans les tissus desquels entrent des fibres musculaires et des fibres élastiques.

Or, toute atteinte portée à la nutrition générale intéresse forcément les vaisseaux, devient le point de départ de tous les troubles de la circulation capillaire : les altérations du moteur central n'en sont que les effets secondaires.

Or, pour agir sur le cœur, pour soulager cet organe dans sa tâche, au lieu de chercher à l'atteindre directement, ce qui serait difficile pour ne pas dire impossible, ne vaut-il pas mieux, et n'est-il pas plus logique d'agir sur la périphérie directement accessible, sur les capillaires, d'où part bien souvent le début de la maladie (1).

Et comment pourrons-nous arriver à ce résul-

1. Voir : Winternitz : *loc. cit.*
Voir également les travaux de Landerer, de Marey, de Franck, de Landois, de Wolf, etc., sur la circulation sanguine et les conditions qui la modifient.

tôt? Nous répondons hardiment : « par le bain. »

Le bain, en effet, influence l'organisme tout entier. Il agit sur la peau, sur le foie, sur les reins, sur les poumons, sur la rate, sur les articulations, sur tous les systèmes, et en particulier le système nerveux.

S'il augmente la nutrition de ces organes en y déterminant un afflux sanguin plus considérable, s'il combat l'inertie en quelque sorte des fibres musculaires, s'il active la circulation capillaire dont l'entravement diminue la force générale d'impulsion, le bain agit sur le cœur, il diminue ses défaillances, il lui facilite sa tâche, et permet bien souvent à ses lésions, non seulement de ne pas s'étendre, mais de s'arrêter et même de rétrocéder.

Il est permis en effet d'admettre, que les altérations de nutrition sont le principal agent des maladies du cœur, cet organe qui travaille sans cesse, depuis sa formation chez le fœtus, jusqu'à la mort ; en combattant donc ces altérations par une action générale, on relève la nutrition de l'organe central de la circulation, et on lui donne la puissance de lutter victorieusement et de revenir à son état normal.

En résumé, sous l'influence du bain, les contractions cardiaques se régularisent, deviennent plus énergiques, la température diminue, la répartition sanguine se fait mieux, et le cœur alimenté par un sang plus oxygéné, par conséquent plus vivifiant, peut suffire plus facilement à sa tâche : il suit en quelque sorte le sort des capillaires des organes centraux ou de la périphérie, ces vaisseaux pouvant être considérés comme un deuxième cœur et non le moins important (1).

C. — *Action sur l'appareil urinaire.*

Mais le bain n'agit pas seulement sur les poumons et sur les vaisseaux; son action s'étend en même temps sur tous les systèmes, sur tous les appareils glandulaires, et en particulier sur les reins et sur leurs fonctions.

Sous l'influence du bain tiède (30° environ), d'une façon générale, la quantité d'urine rendue dans les 24 heures augmente sensiblement, surtout chez les rhumatisants et chez les cardiaques qui présentent de l'œdème, de l'infiltration, etc... Elle peut s'élever à trois et quatre litres par jour, et même plus, soulageant ainsi notablement le malade, sans que celui-ci soit obligé d'ingérer, pour arriver à ce but, des médicaments plus ou moins irritants et nuisibles pour l'estomac et quelquefois même dangereux.

Tous les auteurs sont d'accord sur cette augmentation que l'homme bien portant éprouve aussi d'ordinaire ; le besoin d'uriner se fait sou-

1. Voir les travaux de Goltz et de Larrderer.

vent sentir en effet dans le bain et peu de temps après pendant la réaction ? Mais où ils ne sont plus toujours du même avis, c'est lorsqu'il s'agit d'établir l'influence du bain sur les modifications chimiques éprouvées par l'urine de nos malades.

Pour les uns, et se sont de beaucoup les plus nombreux (Jurgensen, Kirejeff, Hayem (cours juin 1887), Andral (1) Jardet, etc..., il y a augmentation de l'urée, augmentation régulière et très sensible, puisque, d'après Andral, elle serait le premier jour de 2 gr. 25, le deuxième de 4 gr. 10, et le troisième de 5 grammes. — Telle est également l'opinion émise par W. Benecke (2) qui accuse toujours un accroissement marqué des matières solides contenues dans l'urine. Au lieu de 30 grammes par jour environ, il a toujours trouvé le chiffre de 35 et 36 grammes, après un certain nombre de bains : nous devons nous hâter d'ajouter d'ailleurs que cet auteur employait toujours un traitement mixte par les bains et par les boissons.

Par contre, Rabuteau reconnaît bien une augmentation dans la quantité d'acide urique, mais il accuse contrairement à l'opinion des auteurs précédents une diminution d'urée ; Armieux (3),

1. *Annales de la Société médicale d'hydrologie*. T. XXXVI. p. 501).

2. Kurze mittheilungen über die Soolthermen Nauheims etc..., 1884.

3. *Loc. cit.*

à Barèges, est arrivé aux mêmes résultats. Malgré ces quelques dissidences, nous devons, d'après notre propre expérience, nous en tenir aux opinions émises par Benecke, par Hayem, etc..., et vérifiées par les auteurs les plus récents.

La quantité de phosphates diminue sensiblement.

Si l'urine contenait de l'albumine, ce qui est fréquent dans le rhumatisme, celle-ci tend à disparaître rapidement sous l'influence du bain tiède (Lehman de Rehm, Wimmer de Rothenfeld, Benecke...)

Enfin, dans le rhumatisme, il y a tendance à l'acidité de tous les liquides de l'organisme, urine, sueur, larmes, etc. Or, un fait reconnu de tous, c'est l'influence marquée du bain sur cette acidité. Elle est notée par Ossian, Henry et Hebert en 1861, par Willemin en 1863, par Clermont de Vals, Jardet de Vichy (1889), Benecke, Hayem, etc. L'urine devient généralement neutre et quelquefois alcaline. Les auteurs ont donné de ce fait diverses explications, qu'il serait trop long de rappeler ici, mais c'est un effet constant et en rapport évident avec la suractivité nutritive générale.

Il découle de tout ce que nous venons de dire, que l'usage des bains minéraux tièdes est essentiellement indiqué dans les maladies par *ralentissement de la nutrition*, et que c'est surtout dans ces maladies qu'on en observe les effets les plus marqués.

Sous l'influence des bains, les sucs intestinaux sont secrétés plus abondamment, les matières de désassimilation sont plus considérables, les diverses parties du corps se renouvellent en quelque sorte.

Mais les phénomènes obtenus sur l'urine sont encore plus évidents peut-être, à la suite de l'ingestion directe de ces mêmes eaux, et nous allons en quelques mots indiquer les principaux résulta's vérifiés par les analyses.

L'effet le plus constant et le plus rapide, c'est l'augmentation des matières azotées contenues dans l'urine.

« Après avoir ingéré pendant quelques jours, » dit le professeur Benecke, « 600 centimètres cubes « d'eau minérale, un homme adulte, au lieu de « rendre 30 grammes environ d'urée, d'acide uri- « que, etc... comme normalement, dans ses uri- « nes, en rend 35 et 36 grammes, c'est-à-dire 1/5 « ou 1/6 en plus. » (*Die physiologische Wirkung der Nauheimer Heilquellen*). La quantité des matières azotées que l'on retrouve dans l'urine est donc, comme sous l'influence des bains, augmentée d'une façon considérable : ce résultat est confirmé par les recherches de la plupart des auteurs. « Aussi, ajoute Benecke (*Loc. cit.*, p. 16.), « dans toutes *les maladies causées par le retard*

1. *Kurze Mittheilungen ueber die Soolthermen Nauheim's*, etc. Marburg, 1861.

« *dans le rendement des matières azotées, les eaux*
« *de Nauheim ont montré une grande efficacité.* »

Un deuxième effet, très important également,
c'est la diminution des phosphates dans l'urine.
Évidemment l'organisme profite de la différence,
c'est-à-dire de 0 gr.20 à 0 gr.50 par jour. Aussi
trouve-t-on à l'analyse plus de phosphates dans
le sang. On y trouve également plus de chlorure
de sodium, mais moins d'urée, ce qui vient à l'appui de ce que nous avons dit plus haut. En un
mot, l'organisme profite de ce qui est excrété en
moins par les reins et se débarrasse de ce qu'on
trouve dans l'urine en plus grande quantité.

Un troisième effet, relaté également par Benecke,
par Plouviez, par J. Vogel, par C. Schmidt, etc..,
c'est la diminution de l'albumine dans les urines
des brightiques.

Il est facile de constater, en résumé, qu'on obtient par les bains à peu près les mêmes résultats qu'en absorbant directement par le tube
intestinal des quantités d'eau plus ou moins considérables.

Comme nous l'avons dit à un autre chapitre,
nous croyons utile d'ailleurs de conseiller à nos
malades, comme base de leur traitement, des
bains pris régulièrement, et en s'entourant, bien
entendu, de toutes les précautions nécessitées
par leur état, et ensuite de joindre à ces bains,
pour en augmenter les effets, l'ingestion directe
et quotidienne de cinq à six cents grammes d'eau

de la même source : nous pensons que cette adjonction ne pourra qu'activer les bénéfices qu'ils sont en droit d'attendre de leur séjour dans un établissement thermal.

Mais, si nous venons de voir l'action des eaux et en particulier des bains sur quelques-uns des appareils principaux de l'économie, nous devons nous hâter d'ajouter que les bains agissent sur l'organisme tout entier, sur tous les appareils et sur tous les organes, et que par conséquent nous ne devons pas nous borner exclusivement à ce que nous avons dit aux paragraphes précédents.

L'eau du bain dans lequel plonge le corps est partout en contact avec l'épiderme. Les matières contenues en dissolution dans cette eau sont également en contact direct avec la surface cutanée. Evidemment l'action du bain, qui se fait sentir sur les organes internes, sur le cœur et les vaisseaux, les poumons, le foie, l'estomac, les articulations, etc... doit également avoir une certaine influence sur la peau, sur ses glandes, ses fibres, ses nerfs, etc... comme sur toutes les autres parties du corps. Quels sont les effets produits par ce contact ? Ils sont évidemment multiples.

Devons-nous agiter ici la grande et importante question de l'absorption cutanée ? A notre avis ce problème sera mieux placé quand nous chercherons à découvrir le mode d'action des eaux minérales. Nous pouvons néanmoins, dès ce moment, nous demander ce qui se passe et répondre en quelques mots.

Falconer prétend, d'après ses expériences, qu'un adulte peut absorber dans un bain d'une heure, quarante-huit onces de liquide; Westrumb (*Journ. held.*, p. 290, n° 7, 1829), démontre que, dans un bain tiède, la peau de l'homme est susceptible d'absorber diverses substances qui se trouvent en dissolution dans l'eau: il a retrouvé dans l'urine, dans la sérosité d'un vésicatoire, posé après la sortie du bain, dans le sang, de l'hydrocyanate de potasse dissous préalablement dans l'eau. Il y a retrouvé également la matière colorante de la rhubarbe, et ces faits, aujourd'hui impossibles à nier, étaient connus depuis longtemps, puisqu'on traitait la syphilis par des bains mercuriels.

L'eau agit aussi sur les terminaisons nerveuses de la peau, c'est un fait indéniable et nous n'en voulons pour preuve que la sensation particulière bien différente de celle causée par un corps chaud ou froid, éprouvé quand on pénètre dans le bain.

Dans un bain chaud, la sensibilité tactile est exaltée tandis qu'elle est diminuée dans un bain froid. Par contre, la sensibilité thermique est émoussée dans le premier cas, ainsi que l'excitabilité électro-musculaire (Homolle, Stolnikow (1).

Mais, arrêtons-nous: Un seul mot nous suffira

---

1. *Modifications de la sensibilité cutanée dans le bain.* Stolnikow. *Petersb. Med.*, 1878.

pour caractériser l'action de l'agent que nous étudions : le corps *tout entier* se trouve sous l'influence du bain et éprouve des modifications plus ou moins profondes.

Le bain agit sur tous les organes de l'être, sur les diverses parties qui le composent, sur ses appareils et sur ses humeurs, sur le sang, sur l'urine, etc... en un mot sur tout l'organisme.

Sous son influence il se produit un renouvellement de la matière, une transformation des cellules vivantes ; il s'exécute une sorte de travail de rénovation, et tandis qu'un tissu quelconque, privé de sa nutrition normale, se convertit peu à peu en un tissu inférieur (Robin, Virchow, Rager, Niemayer, Bamberger, Billroth, Bright, Traube (1), Cornil, Jaccoud, Hayem, etc...), en tissu conjonctif, ces mêmes fibres dégénérées, sous l'influence de l'eau minérale, ce grand modificateur qui avait fait dire à Bordeu « *qu'il regardait comme incurable toute maladie chronique qui lui avait résisté* », se reprennent à vivre et à reconquérir les propriétés qu'elles avaient un moment perdues.

Sous l'influence des bains minéraux, toutes les sécrétions sont plus abondantes, toutes les matières éliminées, l'urine, le suc pancréatique, la bile, la salive (Arnold), augmentent en quantité,

1. *Ueber den Zuzammenhang Von Herz und deren Krankheiten*, p. 2.

il y a pour l'organisme perte des parties récentes, des produits de nouvelle formation, et par conséquent inutiles ou nuisibles, puisque les organes qui les ont formés étaient malades, et réparation des tissus, grâce à l'impulsion nouvelle, à la suractivité nutritive provoquée.

Les articulations reprennent leur souplesse, les épanchements diminuent ou même se résorbent entièrement ; les hypertrophies disparaissent.

Le cœur bat plus régulièrement, avec plus d'énergie (1), le malade est moins oppressé, la circulation périphérique, activée par l'action du bain, amène aux organes un sang plus oxygéné et plus vivifiant ; ceux-ci sont mieux nourris et leurs tissus peu à peu reprennent leurs propriétés et leurs qualités normales.

Nous nous sommes efforcé au commencement de ce travail de prouver combien était importante et capitale la question d'origine de l'affection cardiaque, et nous avons essayé de démontrer combien rarement le cœur se trouvait seul malade, combien rarement la lésion était le résultat d'une maladie idiopathique, tandis qu'au contraire nous

1. « J'ai vu » dit le Dr Goubeyre-Imberdis, « chez la « plupart des malades, l'oppression diminuer ou disparaître, les battements du cœur tumultueux et confus se « régulariser, et bientôt laisser distinguer les deux bruits « du cœur nettement ; j'ai vu les bruits de souffle les plus « rudes s'adoucir insensiblement et quelquefois disparaître, « le volume du cœur diminuer, etc. » S. Nectaire, 1830.

la trouvions souvent, pour ne pas dire toujours, liée à un état général, à un vice de nutrition, s'étendant non pas seulement sur le cœur, mais sur tous les organes. Il ne faut donc pas donner un *médicament* au cœur, la digitale ou tout autre. Par lui, on soulagera un instant le patient, c'est vrai : Mais ! la maladie suivra son cours, et arrivera forcément à une terminaison fatale.

« C'est une maladie du cœur ! » disait il y a quelques années un grand médecin, « que voulez-vous que j'y fasse ? « Le rôle du médecin est celui du spectateur », disait également Parrot, et combien pensent encore aujourd'hui comme lui !

Non, nous ne sommes pas complétement désarmés en face de cet état morbide, qui autrefois ne laissait aucun espoir de guérison. Nous devons nous adresser à la nutrition de l'individu ; il faut exciter et faciliter cette grande fonction sans l'intégrité de laquelle nul être ne peut vivre et prospérer.

Les eaux thermales ont cette prétention : c'est le plus grand modificateur que nous ayons sous la main : nous n'en profitons malheureusement pas toujours.

Par ce moyen nous mettons également en jeu un certain nombre d'autres facteurs qui ont bien aussi leur importance, et sur lesquels nous avons le droit de compter : nous voulons parler de l'éloignement des affaires, de la tranquillité du corps et de l'esprit, des distractions, du grand air, des changements d'habitudes, etc... etc..., tous éléments qui se rencontrent dans les stations thermales, et qui très certainement ont une grande influence sur les malades, et en particulier sur les cardiaques.

« Aux eaux, a dit Trousseau, on n'apporte avec « soi, ni le souci des affaires, ni l'amertume des « passions, ni la fatigue des devoirs sociaux, ni « les embarras de la vie domestique. On vit « pour soi d'une vie toute nouvelle, toute maté-« rielle de cette vie peu intellectuelle qui con-« vient si bien à la santé » (*Traité de thérapeutique* de Trousseau et Pidoux).

Tels sont, résumés un peu rapidement, les effets que l'on peut attendre des eaux minérales, ou plutôt d'un séjour plus ou moins prolongé dans une station thermo-minérale ; et les résultats, une fois obtenus, se maintiennent sinon toujours, du moins dans le plus grand nombre des cas. Nous avons sous les yeux des observations, obligeamment mises à notre disposition, qu'aucun remède, aucun médicament n'aurait certainement pu nous fournir, des observations de guérison complète, et qui se sont maintenues telles pendant un certain nombre d'années. Mais nous ne pouvons les publier ici. Notre travail déjà trop long n'en offrirait pas un nouvel intérêt. Toutes ces observations se ressemblent et un certain nombre ont déjà été publiées par leurs auteurs. Aussi croyons-nous inutile d'y insister ; nous préférons consacrer quelques lignes aux *bains de vapeur* et aux *bains de boues*, ces derniers ayant provoqué d'assez nombreuses publications depuis un certain nombre d'années.

CHAPITRE V

DU BAIN DE VAPEUR. DU BAIN DE BOUE.

A. — *Du bain de vapeur.*

Devons-nous examiner en détail les effets multiples du bain de vapeur pour la technique duquel nous renvoyons aux ouvrages spéciaux ? Nous ne le pensons pas. Nous serons d'ailleurs ici moins absolu qu'au chapitre précédent, et sans nier les bons résultats que l'on peut obtenir d'une série de bains d'air sec et chaud plutôt que de vapeur humide, nous pensons qu'il faut agir avec la plus extrême prudence.

Les bains de vapeur, nous disent nos adversaires, ne peuvent absolument pas être supportés par un cardiaque ! Et il nous semble encore entendre la voix d'un de nos maîtres que nous interrogions à ce sujet : l'idée seule d'envoyer un malade atteint d'affection cardiaque dans une étuve lui paraissait absurde, il disait même criminelle !

Et pourtant, si, à vrai dire, quelques malades qui ont subi ce traitement, cardiaques sans qu'on s'en doutât, ont succombé subitement, combien d'autres, non moins cardiaques, ne s'en sont pas mal trouvés, au contraire? Mais, comme il est bien difficile, sinon impossible, de savoir d'avance lequel supportera plus ou moins facilement le bain de vapeur, et lequel ne pourra absolument pas y résister, nous pensons qu'il est plus prudent de s'abstenir, tout en regrettant de ne pas pouvoir user avec plus de sécurité de cet agent thérapeutique.

Il faut d'ailleurs distinguer. Si d'un côté nous avons l'étuve humide, sorte de cabine remplie de vapeur chaude, humide et par cela même suffocante, de l'autre nous avons le bain d'air chaud mais sec, bien plus facilement supporté et par les hommes sains et surtout par nos malades.

Les bains de vapeur humide, dans le fonctionnement desquels nous n'avons pas à entrer, augmentent encore plus que les bains simples, les échanges nutritifs, et il se produit, après une série d'épreuves, une diminution de poids très sensible.

Dès son entrée dans l'étuve le patient se trouve suffoqué, bien que l'on n'arrive que progressivement au degré de chaleur voulu. S'il persiste, au bout de quelques minutes il se produit une sudation considérable, un peu moindre pourtant que celle provoquée par un bain d'air chaud et sec.

La chaleur du corps s'élève peu à peu : 39° dans l'aisselle ; 39°,5 dans le rectum ; il se produit d'abord une excitation générale, puis, si le malade reste plus longtemps, la face se congestionne devient vultueuse, les oreilles sifflent, la vue s'obscurcit, et pour peu qu'il y soit prédisposé, il peut survenir des accidents congestifs ou apoplectiques.

Si, au contraire, dès qu'un sentiment de fatigue et de lassitude commence à s'emparer de lui, le malade sort de l'étuve, et si on l'enveloppe alors dans une couverture de laine pour éviter tout refroidissement, il s'endort en général d'un sommeil profond qui dure plus ou moins longtemps. Quoique encore fatigué, au réveil il se sent plus dispos, la circulation semble se faire mieux, la respiration est plus libre, et si son état général le permet, une promenade au grand air achève de le remettre entièrement. Il ne lui reste plus du bain d'étuve que les bons résultats qu'il était en droit d'en attendre.

Dans une étuve sèche, au contraire, la température s'élève beaucoup moins : elle arrive à 38°, 38°,5, ne dépassant que rarement ce dernier chiffre. La transpiration en revanche est bien plus considérable, d'où résulte une grande diminution dans la quantité d'urine émise en 24 heures.

Si l'urée diminue, l'acide urique augmente dans de notables proportions au point de s'élever jusqu'à trois et quatre fois la quantité normale, mais le bain d'étuve sèche est loin de fatiguer comme le bain de vapeur humide, il ne suffoque pas, et les malades le supportent avec beaucoup plus de facilité.

Les bains de vapeur conviennent donc aux

gens jeunes, robustes, et n'ayant en somme que des troubles cardiaques passagers ou peu avancés. Les bains d'étuve sèche, aux malades affaiblis et aux vieillards (Large, Trousseau et Pidoux, A. Frey et Heiligenthal (1), etc)... Tel est également l'avis de M. le Dr Constantin Paul (2), qui reconnaît que le bain d'air chaud et sec, à 45° environ est relativement très bien toléré par les vieillards et les malades atteints de lésions cardiaques, à condition toutefois qu'on en excepte absolument tout individu porteur d'anévrysme. On a eu, en effet, dans ces conditions, à constater quelques cas de mort foudroyante.

Le même auteur rejette absolument l'emploi de l'étuve humide qui provoque la suffocation, et peut entraîner des accidents plus ou moins sérieux du côté du cœur et de l'encéphale,

Nous nous rangeons sans peine à l'avis de tous ces auteurs : Si à la rigueur, des cardiaques atteints de lésion récentes, jeunes et encore vigoureux, peuvent être soumis aux bains de vapeur, les gens affaiblis et les vieillards doivent en être absolument écartés, car si quelques-uns ont pu se trouver soulagés par ce moyen, d'autres les plus nombreux, risqueraient de payer de leur vie ce que nous ne pourrions considérer que comme une coupable imprudence.

1. *Ueber die Wirkung der Heissen Suft und Dampfbäder.* Berlin *Klin. Woch.* N° 23, 1880).
2. *Loc. cit.*, p. 736.

B. — *Du bain de boue.*

Nous ne pouvons quitter notre étude sans dire quelques mots d'un genre particulier de balnéation employé avec grand succès dans certaines stations : nous voulons parler des bains de boue.

L'usage des bains demi-solides, si l'on peut s'exprimer ainsi, n'est pas de date récente, et, sans remonter à Hippocrate ou à Hérodote, qui conseillent dans le rhumatisme des bains de sable chaud, dans les pays où ces boues existent, de tous temps on les a utilisées dans un but thérapeutique. Au commencement de ce siècle, Hildebrant parle des bains de terre et de fumier comme très répandus à son époque « *balnea terræ et fimi equini quibus homines ad caput obruuntur* (1). »

Aujourd'hui, les boues de Saint-Amand, (Nord) de Dax (Landes), de Barbotan (Gers), de Balaruc (Hérault), etc., de Franzensbad (Bohême), et surtout celles des stations suédoises, commencent à être très connues, et à attirer chaque année un grand nombre de malades.

La boue balnéaire est formée le plus souvent par la décomposition complète ou incomplète de végétaux d'ordre inférieur, dont les produits sont venus se mêler à des parcelles inorganiques du milieu ambiant, d'une ténuité microscopique, et qui sont tantôt solubles et tantôt insolubles.

1. *In materiæ medicæ*, p. 625, Hildebrant, 1801.

Ces particules inorganiques (vues à un grossissement de 200 diamètres), sont constituées généralement par du quartz et présentent une surface rugueuse et anguleuse (1) ; dans d'autres boues, ce sont des grains infiniment petits de silex, restes d'infusoires, et des fragments de lithotydies et de spongiolithes, semblables à des pointes d'aiguille, et possédant une dureté considérable.

A Saint-Amand existe un établissement mixte, déjà fort ancien, où sont utilisées des eaux thermales et des boues, toutes plus ou moins sulfureuses (2).

Les boues sont constituées par trois couches superposées : la supérieure est formée par une terre noire semblable à de la tourbe ; la seconde par de la marne argileuse ; les deux réunies ont une épaisseur de deux mètres. La troisième couche est un sable mouvant de deux à trois mètres de hauteur : c'est au travers de ce sable que viennent sourdre dans un espace de 27 mètres carrés une infinité de petites sources sulfureuses qui, détrempant les deux couches superficielles, les transforment en une espèce de bourbier. Elles les chargent également de principes minéralisa-

1. *Des bains de boue de Lamm*, par le D. Axel de Stockholm.

2. Voir : *Les boues minérales de Saint-Amand* (Nord), par le Dr F. Isnard, 1869, et le *Guide pratique des eaux minérales*, de Constantin James. 1869.

teurs, les modifient dans leur composition chimique, et leur donnent des propriétés nouvelles.

Ces boues, de la température de 26°, dégagent de l'hydrogène sulfuré et de l'acide carbonique qui viennent en bulles nombreuses, s'échapper avec bruit à leur surface. Elles contiennent, par kilogramme, 14 grammes de fer, deux grammes de soufre, soixante huit grammes de matières animales, etc..., etc....

Il n'entre pas dans notre cadre de parler de l'installation de l'établissement. Disons seulement que les boues sont renfermées dans une grande rotonde vitrée, divisée en soixante-huit loges, pouvant s'isoler absolument les unes des autres au gré des malades. Ceux-ci commencent généralement par prendre une douche ; puis ils entrent dans la boue, et là, demeurent pendant une durée qui varie de une à six heures, prennent leur repas et se procurent toutes les distractions qu'ils peuvent désirer. Un fontainier leur porte également les verres d'eau minérale que le médecin leur a ordonnés.

A la sortie du bain, qu'on ne prend qu'une fois par jour, les malades, soigneusement enveloppés dans une couverture de laine, sont transportés dans des lavoirs latéraux où on leur fait prendre un bain simple destiné à les débarrasser de la boue restée adhérente : puis, s'ils sont incapables de faire la réaction par l'exercice ou la promenade, on les porte directement dans leur lit.

Telle est en résumé la pratique des bains de boue ; elle varie un peu suivant les établissements, mais la base en est toujours la même.

La durée du traitement est de cinq à six semaines ; la boue est remplacée pour chaque nouveau malade, et reste absolument affectée au même pendant tout le temps de la cure ; on peut au moyen de calorifères chauffer ces boues jusqu'à 28 et 30 degrés, et même plus si c'est nécessaire ; enfin, le malade doit se reposer entièrement un jour par semaine.

Dans d'autres établissements, la température des bains est naturellement plus élevée. A Dax, par exemple, elle varie entre 38 et 45 degrés. Mais cet excès de calorique serait très préjudiciable à nos malades, et on les laisse refroidir jusqu'à la température voulue. Il serait très imprudent et même dangereux, comme le fait si justement remarquer Peter, de soumettre les malades, quels qu'ils soient, à une chaleur aussi intense.

Quel est l'action des boues, et quels bénéfices peut-on attendre d'une saison dans une des stations dont nous avons parlé ?

Les boues possèdent diverses propriétés et agissent à peu près de la façon des eaux minérales.

Les effets obtenus sont généraux et locaux. Elles déterminent vers la peau un véritable état fluxionnaire qui réveille la vitalité des parties, stimule la nutrition interstitielle, et régularise aussi bien la distribution de l'influx nerveux que la circulation des capillaires. Elles agissent comme révulsif, comme tonique, et en même temps comme résolutif. Ces effets sont souvent puissamment aidés par la douche, qui dans la plupart des cas précède le bain, et qui, par la rougeur qu'elle appelle à la peau, en augmente la faculté absorbante. Rappelons-nous néanmoins que dès le principe nous n'avons pas été partisan de la douche chez nos cardiaques, et qu'il y faudra une grande réserve.

Comment agissent les boues? Leur température, leur richesse minérale, les gaz qu'elles dégagent, peuvent bien expliquer l'énergie de leur action; mais en présence de la multiplicité des acides, des bases et des métaux de différentes natures mis en contact, y a-t-il de la témérité à supposer qu'il se crée un courant électrique qui viendrait augmenter la puissance de ce moyen thérapeutique? Ce que nous dirons d'ailleurs au chapitre suivant sur le mode d'action des eaux peut s'appliquer aux boues minérales; aussi n'avons-nous pas à insister.

Trouvons-nous beaucoup de cardiaques dans ces établissements? Si nous parcourons les auteurs qui ont écrit sur ce sujet, les malades porteurs de lésion du cœur d'origine rhumatismale, viendraient en grand nombre chaque année chercher, sinon toujours la guérison, du moins un grand soulagement, soit à Saint-Amand, soit à Barbotan, à Dax, à Balaruc, ou dans toute autre station analogue.

Au reste, nous n'avons aucune expérience personnelle à ce sujet, et ne pouvons que citer les opinions de ceux de nos confrères qui ont pu étudier la question sur les lieux mêmes.

S'il faut en croire Armet, de Saint-Amand, qui écrivit un mémoire en 1804, Labatut (1), et Barthe de Sandfort (2) (de Dax), Planche (de Balaruc), Isnard (de Saint-Amand) (3), et surtout certains médecins suédois, tels que Axel de Stockholm (4), et Hok qui a étudié les bains de Loka, de Visby (île de Gothland), de Fursund dans la Baltique, de Norrtelge, de Rysckil, dans la mer du Nord, etc..., etc... On obtiendrait absolument les mêmes effets de l'usage des bains de boues que de celui des bains d'eau thermo-minérale, et même des résultats souvent plus rapides, et parfois plus durables.

Nous ne pouvons nous étendre davantage sur ce sujet. Ce que nous en avons dit suffira pour faire comprendre tout l'intérêt de la question et les grands avantages que l'on peut retirer de cette source thérapeutique naturelle.

1. *Les rhumatisants cardiopathes aux boues de Dax (Landes)*, par le Dʳ Labatut.

2. *Du bain de boues chez certains rhumatisants cardiopathes*, Bordeaux, 1887.

3. Communication personnelle, 1887, et brochure sur les boues minérales de Saint-Amand (Nord), 186?.

4. Les bains de boues de Lamm.

CHAPITRE VI

DU MODE D'ACTION DES EAUX THERMO-MINÉRALES.

Nous avons exposé au chapitre précédent les
divers effets produits par l'eau thermo-minérale
sur l'organisme dans ses différentes applications :
Nous devons chercher maintenant à expliquer les
faits observés et nous demander comment, par
quel mécanisme agissent ces eaux, en un mot,
quel est leur mode d'action.

Ici la réponse est moins facile, ou plutôt, il est
beaucoup plus difficile de tomber d'accord avec
tous les auteurs, et si, au chapitre précédent nous
n'avons rencontré que quelques divergences dans
le détail et peu de contradictions, ici au contraire
les opinions les plus diverses se font jour et cela
se comprend facilement.

Tant qu'il ne s'agit que de pratique, tant qu'il
suffit de constater un fait, il ne peut y avoir des
différences bien considérables entre les observateurs. Mais ici la question posée est tout autre.

De la pratique nous tombons dans la théorie,
et quand il s'agit d'interpréter un fait, toutes les
opinions sont permises : chacun donne un avis,
et le soutient, étayant son affirmation de preuves

presque évidentes pour soi-même, mais sujettes à critique pour les autres observateurs.

Disons tout de suite qu'il n'est pas toujours facile, ni même possible, dans l'état actuel de la science, de démontrer comment agissent les eaux minérales, pas plus qu'il n'est possible d'expliquer tous les phénomènes naturels qui se passent sous nos yeux.

Peut-on assimiler, en effet, les eaux, comme le fait le D' Schmidt (1) de Strasbourg, à une machine dont le mécanicien démonte les rouages, cherchant à se rendre compte du rôle que chacun d'eux joue isolément, et qu'il reconstitue ensuite d'une main sûre, après en avoir saisi tous les détails ? Évidemment non !

L'action des eaux est essentiellement complexe et difficile à analyser. Tous les éléments qui les constituent, toutes leurs propriétés physiques et chimiques, leur température, leurs différents modes d'emploi, les conditions hygiéniques et climatériques environnantes, etc... etc..., tout entre forcément pour une part dans les effets produits. Aussi ne doit-on pas, dans le choix d'une station, se fier uniquement à l'élément minéralisateur dominant, comme on le fait beaucoup trop souvent. Pour désigner à un malade telle ou telle station, il faut la connaître, sinon de fait, ce qui ne serait pas toujours possible,

1. *Étude sur les eaux de Sultzbronn*, par le D' Schmidt, 1868.

du moins par les résultats plus ou moins encou-
rageants, qui y ont été observés.

Mais avant d'aller plus loin, avant d'analyser
en quelque sorte les divers facteurs des eaux
minérales, posons-nous une question qui a été
longtemps discutée, et très diversement résolue.

A. — L'eau et les corps qu'elle tient en dissolution pénètrent-ils à travers la peau? L'eau est-
elle absorbée par l'organisme, le corps plongeant
dans le liquide?

Oui, disent certains observateurs, qui trouvent
là l'élément essentiel et même unique de l'efficacité des eaux. Non, soutiennent leurs adversaires, tout aussi nombreux que les premiers, mais
dans le camp desquels nous ne saurions nous
ranger.

Quels sont donc les arguments invoqués de
part et d'autre?

Il y a quelques années on admettait généralement cette absorption directe de l'eau minérale à
travers la peau, et Benecke, dont les recherches
datent d'une trentaine d'années (1), professait
« qu'il y a pénétration dans le sang d'une once,
« c'est-à-dire de 32 grammes d'eau environ, après
« un bain d'une demi-heure à 26° Réaumur. »

Mais il se hâtait d'ajouter, « qu'une quantité
« d'eau aussi minime ne saurait produire les effets

1. Kurze Mittheilungen Ueber die soolthermen Nauheim's
deren Anwendung und Wirkungsweise, von F. W. Benecke, 1864, p. 19.

« considérables observés, et que d'ailleurs ces
« effets devraient être provoqués alors également
« par l'ingestion directe dans l'estomac de la même
« quantité d'eau, ce qui n'est pas ».

Donc, pour W. Benecke, cette théorie de l'absorption limitée, quand bien même elle serait vraie, ne saurait rendre compte des effets produits par les bains.

Pour d'autres observateurs, pour le Dr Clemens de Rudolstadt, par exemple, une certaine quantité d'eau passe bien dans le torrent circulatoire, mais les sels pénètrent seulement les couches superficielles de la peau et ne sont pas absorbés par le sang. « L'épiderme seul en est imprégné, dit« il, à la température de 26° R., tellement qu'a« près avoir essuyé complétement le corps, les « sels peuvent être redissous même après un « temps considérable, en plongeant le sujet en « expérience dans un bain d'eau distillée. Les « sels sont donc, dit l'auteur en terminant, absor« bés par la peau et non par le sang. »

Nous ne nous arrêterons pas à réfuter cette théorie qui tombe d'elle-même, et qui d'ailleurs, même vraie, ne pourrait expliquer les effets généraux observés à la suite des bains.

Benecke acceptait quelques années plus tard cette idée du Dr Clemens, et ajoutait: « Les sels « ayant pénétré la peau ramollie, agissent sur les « extrémités nerveuses, les excitent par leur « contact, et provoquent ainsi les effets essentiels

« du bain. » Nous reviendrons un peu plus tard sur cette théorie, acceptée par Niedergall.

Oré (1), a constaté que le résultat variait avec la température. D'après lui, après un bain de 1 heure environ, il se produit, entre 23 et 27° cent. une absorption de 20 à 50 grammes d'eau. Ce résultat était contrôlé par des pesées très exactes, et après avoir absolument essuyé et séché le sujet en expérience. Entre 27 et 30°, le poids ne variait absolument pas : le sujet ne perdait ni ne gagnait : l'équilibre restait parfait. — Entre 30 et 36° le corps au contraire perdait de son poids et perdait d'autant plus que la température était plus élevée. En conséquence, Oré concluait de toutes ses expériences que l'eau minérale ne saurait agir par absorption, et qu'il fallait chercher ailleurs l'explication de son action.

Mais ces résultats sont un peu infirmés, sauf pour les températures élevées, par les recherches de Maret, qui en 1874 affirmait que jusqu'à 34 et 36° le poids du corps augmente sensiblement après un bain : tel est aussi l'avis de Madiden, de Kuhn (de Niederbronn) (2) etc... Jeannin, de la Sorbonne, n'est arrivé à aucun résultat (3).

Par contre, d'autres expérimentateurs ont écrit

1. *In Dict. de Méd. et de chir. pratiques*, art. *Eaux minérales.*
2. *Revue d'Hydrologie*, 1855.
3. Académie des sciences, 1872.

que la peau n'absorbe en aucune façon, et que l'épiderme seul se laisse imprégner (Gübler). Le Dr Vérilé (1) émet, dans son travail sur les eaux de la Bourboule, cette *hypothèse* que l'épiderme seul est imprégné par l'eau du bain. « La peau, ajoute-t-il, « n'absorbe pas et ne saurait absor-ber. » C'est également l'avis du Dr Labat, qui n'admet que *l'imbibition* de l'épiderme de la plante des pieds et de la paume des mains.

En somme, cette question est résolue de façons très diverses, et tandis que Reveil, Danyau, Homolle, Demarquay, etc.., n'ont jamais pu trouver dans les urines, dans la salive, dans le sang, *sauf en cas de plaie*, les substances tenues en dissolution dans l'eau, Ch. Hoffmann au contraire nous dit: « Les agents chimiques et autres dissous « dans l'eau pénètrent très lentement, mais « d'une manière manifeste dans l'économie par « la voie du tégument externe, et c'est seule-« ment lorsque le sang et les autres liquides « en sont saturés que l'organisme les rejette au « dehors. » « Les résultats contradictoires ob-« tenus jusqu'ici, ajoute-t-il, proviennent uni-« quement de ce que les expériences n'ont « pas été poursuivies pendant un temps assez « long, » et MM. Durand-Fardel, Ch. Braun, Kuhn, Villemin, Westrumb, etc... se rangent sans hésiter à cet avis, suivant en cela l'opinion plus ancienne de Meckel, de Werner, de Hewson, de

1. *Etude sur les eaux de la Bourboule.* 1876.

Hunter, de Clarke, de Magendie, de Chaussier, etc... etc....

Ces idées cependant n'ont pas prévalu, et dans une séance où Mialhe concluait à leur adoption, la Société d'Hydrologie déclarait par la voix de son rapporteur Laurès que, *dans les conditions ordinaires du bain, la peau de l'homme à l'état sain n'absorbe pas les matières dissoutes dans l'eau.*

Malgré tout, nous pensons que la plus extrème réserve doit au moins être gardée à ce sujet, car il est des eaux qui sous forme de bain ont un effet laxatif indéniable, tandis qu'il en est d'autres qui déterminent des éruptions de la face, laquelle cependant n'est pas en contact direct avec le liquide, etc., etc.., qui peut nier, d'autre part, que le mercure ne soit absorbé dans le traitement de la syphilis par l'intermédiaire du bain mercuriel de Husson?

Personne n'ignore les belles expériences de Magendie sur l'émétine, etc., etc. Toute la méthode iotraliptique d'ailleurs est basée sur l'absorption cutanée, qu'il s'agisse des liquides ou des vapeurs (1).

1. Rappelons en passant l'expérience si connue de Chaussier pour démontrer l'absorption par la peau des gaz ou des vapeurs. — Il faisait placer dans une vessie de cochon un chat ou un lapin, à qui on avait rasé le poil, en ayant soin toutefois que la tête fût libre et entièrement à l'abri des effets que le gaz ou la vapeur aurait pu produire s'il eût été respiré par l'animal.

Sitôt après on injectait dans la vessie une certaine quan-

En face donc de ces cas contradictoires, tout en admettant quant à nous, cette pénétration à travers la peau des principes tenus en dissolution dans l'eau, nous ne pouvons expliquer ainsi les effets obtenus par l'usage plus ou moins prolongé des bains minéraux. Nous la considérons comme un des éléments de l'action si complexe des eaux ; mais, comme nous l'avons déjà dit : un seul ne suffit pas. Passons donc en revue les principales idées qui ont été émises à ce sujet.

Comment agissent les eaux thermo-minérales, si ce n'est pas par leur pénétration médiate ou immédiate dans le torrent circulatoire, à travers les téguments ?

Disons tout de suite que les théories explicatives sont multiples, et que chacune a quelque chose de vrai, mais hâtons-nous d'ajouter qu'ici comme partout il faut être absolument éclectique et que, pour arriver à un résultat satisfaisant, il faudra prendre à chacun ce qu'il nous offrira de conforme à la vérité.

tité (une pinte ou deux) de gaz hydrogène sulfuré. En très peu de temps, ce gaz était absorbé, et l'animal succombait environ au bout d'une demi-heure.

Si on répétait de nouveau la même expérience sur un autre animal, dans les mêmes conditions, mais en introduisant dans la vessie une quantité suffisante d'eau, de vapeur d'eau, ou d'air, l'hydrogène sulfuré était décomposé, et l'animal ne périssait pas. Dans le premier cas il y avait donc absorption du gaz délétère, lequel n'existait plus dans le second.

B. — Une des principales propriétés des eaux est sans contredit le degré plus ou moins élevé de leur température, leur chaleur.

« Toutes les eaux chaudes conviennent à l'affec-
« tion rhumatismale et à ses lésions (1). » « Les eaux
« minérales à haute température sont à propre-
« ment parler, des eaux spéciales pour le rhumatisme », dit Durand-Fardel (2), et certains observateurs, ramenant tout à cette propriété, décla-
rent que les eaux minérales n'agissent absolument
que par leur température.

De Niemeyer, par exemple, affirme que dans les hôpitaux bien aménagés, où l'on traite avec méthode le rhumatisme chronique et aigu par les *bains chauds simples,* on obtient des résultats aussi favorables qu'à Aix-La-Chapelle, Toplitz, Wil-bad-Gastein, Pfœffers, Ragatz, Wiesbaden, etc...

Il est incontestable que la chaleur est un des facteurs les plus puissants de l'eau thermo-miné-rale. C'est un excitant général qui agit sur tous les systèmes, et en particulier sur le système ner-veux, et qui détermine une congestion périphé-rique et une transpiration favorables aux échan-ges nutritifs de l'organisme.

« C'est une opération toute physique que subit
« le corps soumis au calorique, dit Trousseau,
« mais elle est essentiellement subordonnée à une
« action toute vitale, toute du ressort de la nature

1. Hayem. Cours Oral, 17 juin 1887.
2. *Traité des eaux minérales,* p. 463.

« médicatrice, car, pour qu'il y ait une évapora-
« tion, il faut préalablement que l'organisme ait
« dirigé sa réaction vers la peau, ou tout au moins
« vers la surface pulmonaire, ce qui est un cas
« plus rare, moins heureux, et quelquefois même
« fâcheux. »

La chaleur est sans contredit un agent très important. Certains auteurs ont voulu, à tort, selon nous, attribuer tout l'effet sudorifique à la seule température des boissons sans vouloir laisser la moindre part aux agents thérapeutiques qu'elles sont destinées à transporter dans l'organisme. C'est exagéré sans aucun doute, et il n'est pas difficile de prouver que certaines plantes, par exemple, jouissent de propriétés sudorifiques ou diurétiques évidentes, tandis que bien souvent l'ingestion directe d'une certaine quantité d'eau chaude n'est suivie d'aucune réaction. Nous ne pouvons donc expliquer par la chaleur seule tous les effets thérapeutiques observés.

C. — D'autres auteurs ont pensé qu'il fallait tenir grand compte des principes volatils qui se dégagent sans cesse de l'eau dans laquelle le corps est plongé. La peau n'absorbe pas, disent-ils, mais la vapeur d'eau minérale et les gaz pénètrent dans l'acte respiratoire, jusqu'au poumon, et de là par le sang dans tout l'organisme.

C'est là un point très exact et nous nous rangeons volontiers à l'avis de Seegen de Vienne, de Foderé de Strasbourg, de Loeschner de Prague, etc..., etc..., qui ont insisté sur la prédominance d'action des principes volatils absorbés dans le bain par les poumons.

Il est incontestable que le malade respire un air humide saturé de tous les éléments tenus en dissolution dans l'eau, éléments qui agissent directement sur le sang à travers les cellules pulmonaires, et peuvent ainsi modifier la nutrition toute entière. Aussi les auteurs recommandent-ils de prendre les bains dans des cabines peu étendues et fermées, de façon à laisser le plus possible le malade en contact avec les émanations de la source. *Corpora non agunt nisi soluta*, disaient les anciens. En somme, cet aphorisme est toujours vrai : l'hydrogène sulfuré, l'acide carbonique agissent comme stimulants sur le système nerveux, les sels de soude et de potasse sur les intestins et les reins, le fer, l'iode, l'arsénic, le brome, la lithine, etc..., etc..., sur d'autres organes de façon que l'organisme subit l'atteinte de ces principes. C'est aussi par l'absorption pulmonaire des vapeurs chargées des éléments essentiels de l'eau que ces mêmes observateurs expliquent l'action purgative de certaines eaux, utilisées seulement sous forme de bain, ou les éruptions à la face ou au cuir chevelu, parties qui ne sont pas directement en contact avec l'eau minérale.

D. — Bien que l'esprit soit assez satisfait par cette théorie, d'autres auteurs ont cru trouver ailleurs l'explication des mêmes phénomènes. Pour eux, ce n'est plus par la chaleur, par l'absorption directe ou indirecte des substances en dissolution dans l'eau, c'est par *l'état électrique* de ces mêmes eaux que se produisent leurs effets.

Scoutetten, de Metz (1), par exemple, s'est efforcé de démontrer que la cause principale de l'action des eaux minérales, était l'électricité développée dans ce milieu par le contact des corpuscules minéraux tenus en suspension. Le corps tout entier serait plongé dans un bain électrique, cet agent exercerait son influence sur les terminaisons nerveuses multiples du tégument, et par cela même sur le système nerveux central et sur tous les appareils de l'organisme.

Telle est également l'opinion du Dr Spantigati, qui ramène tout au fluide électrique, lequel prend forcément naissance dans le bain où se trouvent en contact tant d'éléments minéraux différents.

Bien que ce soit une hypothèse, nous admettrons qu'elle renferme une part de vérité, mais cette propriété électrique ne comptera que comme un simple élément, à la manière du calorique ou de l'absorption pulmonaire.

E. — D'autres observateurs accordent une grande influence dans le changement d'altitude

---

1. Paris, 1864 : *De l'électricité considérée comme cause principale de l'action des eaux minérales sur l'organisme.* — Et bull. de l'Acad. de Méd., T. XXX, p. 1001, 1865.

et d'air qui accompagne ordinairement le séjour dans une station balnéaire.

Amali (1), par exemple, cite à l'appui de cette idée, un cas d'hypertrophie cardiaque traité avec succès par l'appareil pneumatique de Waldemburg et déclare que l'air raréfié et plus pur des montagnes exerce sur les poumons, et sur la circulation une très heureuse influence. Les poumons se dilatent plus facilement, le cœur fonctionne plus régulièrement, le sang se régénère en quelque sorte.

Mais nous ne pouvons accorder à cette observation plus de confiance, d'une façon absolue, qu'à toutes celles qui précèdent. D'ailleurs nous trouvons ici de très nombreux contradicteurs, parmi lesquels nous nous contenterons de citer Schreibs, qui a constaté l'inefficacité absolue des appareils pneumatiques dans les affections du cœur et des poumons (2).

Exposer encore d'autres théories serait évidemment allonger presque inutilement notre sujet.

Disons-le tout de suite, chacun a pris un seul élément, plus ou moins considérable, de l'action des eaux thermo-minérales, et a voulu trouver en lui la seule et unique cause de leurs propriétés

1. *Raccoglitore medico*, 20 avril 1880.

2. Schreibs : *De la valeur des appareils pneumatiques dans les affections du cœur et des poumons.* Kœnigsberg, 1879.

Il lui a rapporté tous les effets observés, et a cherché à tout expliquer par sa seule intervention.

Évidemment, c'est commettre là une grosse erreur, une erreur que nous ne saurions trop combattre. La *cure* thermale résulte d'actions multiples. Nous avons cité les principales ; elles convergent toutes vers un même but, la *régénération*, si nous pouvons nous exprimer ainsi, de l'organisme.

Un élément sur lequel nous avons rapidement passé, et qui n'est pourtant pas des moins importants, c'est la composition chimique de l'eau, ce sont les principes minéralisateurs trouvés par l'analyse.

« La question n'est pas aussi simple qu'elle
« peut le paraître au premier abord, dit M. Du-
« rand-Fardel. Ce n'est pas sous la forme de com-
« binaisons définies par l'analyse, que le chimiste
« va rechercher les principes contenus dans une
« eau minérale ; ce ne sont que des corps simples
« des acides et des bases qu'il recueille et qu'il
« soumet à l'analyse.

« Et lorsque ensuite il cherche par le calcul à
« reconstituer les combinaisons dissociées, les
« chiffres qu'il inscrit sur ses tableaux analyti-
« ques ne sont positifs que dans une certaine me-
« sure : ils sont hypothétiques dans une autre.
« Deux chimistes également expérimentés peu-
« vent fournir des résultats différents pour une

— 91 —

« même eau minérale, et pour ce qui concerne
« certaines eaux, en particulier celles qui font la
« gloire de la région pyrénéenne, on ne s'est
« pas encore accordé sur les caractères précis de
« leur minéralisation...

« Nous ne pouvons même connaître la com-
« position intégrale des eaux minérales : depuis
« un certain nombre d'années des procédés ana-
« lytiques supérieurs ont permis de reconnaître
« dans un grand nombre d'entr'elles des prin-
« cipes dont l'existence n'y avait pu être constatée
« jusqu'alors. C'est ainsi que nous avons vu ap-
« paraître l'arsenic, puis la lithine, le rubidium,
« le cœsium, etc... ; et la spéculation, j'entends la
« spéculation scientifique, s'emparant de ces dé-
« couvertes, est venue étayer sur leur nouveauté
« plus d'une interprétation théorique (1). »

Nous n'avons cru mieux faire que de rapporter ici un passage d'un discours de M. Durand-
Fardel, un des maîtres de la science hydrologique.
Nous y voyons l'importance de la composition
chimique des eaux ; mais nous y trouvons aussi
comme une sorte de découragement au point de
vue de la théorie scientifique. Tous les jours,
nous dit M. Durand-Fardel, une analyse plus
complète nous fait trouver de nouveaux éléments ! C'est bien chercher à nous faire com-

1. Discours de Durand-Fardel au congrès international
de *Biarritz*, 1886.

prendre qu'il nous est interdit de baser l'action de l'eau sur sa composition chimique connue. Sans doute il y a des corps que nous connaissons et ce sont probablement les plus importants ! Mais qui nous dit que dans un temps plus ou moins éloigné on ne trouvera pas des principes ou plutôt des combinaisons dont l'action expliquera encore bien mieux les effets de telles ou telles eaux ?

Les alcalins sont essentiellement indiqués dans la goutte, dans le rhumatisme (1), ils abaissent la température, régularisent le pouls, excitent à faible dose la nutrition, tout en amenant à doses plus élevées une anémie plus ou moins intense, signalée déjà en 1848 par Locffler (2) ; les sels de lithine, d'après toutes les expériences, sont diurétiques et très favorables à toutes les maladies par ralentissement de la nutrition (3) ; le soufre, le fer, l'arsenic, incontestablement, ont une action bien déterminée, sur tel ou tel organe, et doivent diriger le médecin dans le choix d'une station.

1. *Aperçu clinique sur l'utilité des alcalins contre certaines affections organiques du cœur*, par V. Nicolas. Vichy, 1851. *Importance des iodures alcalins dans le traitement de l'endocardite valvulaire rhumatismale*, par Andréa (*revista clin. et térap.*, mai 1883). — etc...

2. In: Constant Boghoss de Smyrne : compte-rendu à l'acad. des sciences, 1870. Rabuteau: *Gaz. hebdomadaire*, 1871. etc..:

3. Garrod, *Méd., times and gazet.*, 1873, etc...

Nous avons là un des éléments les plus importants du problème ; mais sûrement aussi nous ne pouvons lui attribuer en totalité les effets si multiples et si divers observés dans chaque station.

Il y a là un ensemble de propriétés, un concours de circonstances, qu'on ne peut dissocier, qu'on ne peut isoler sans immédiatement renoncer aux bienfaits de ces mêmes eaux qui représentent le plus puissant procédé thérapeutique que nous connaissions. La chaleur, l'électricité, la pénétration des principes minéralisateurs à travers les tissus, la compression mécanique exercée par le poids de l'eau sur les articulations plus ou moins engorgées, et sur le corps tout entier, le changement d'altitude, etc., etc., tels sont les éléments que nous pouvons analyser.

Nous devons également tenir grand compte, dans les affections cardiaques, surtout celles d'origine nerveuse, du repos absolu trouvé par les malades dans les stations thermales, car nous avons vu avec Peter, au commencement de ce travail, comment les maladies du cœur pouvaient avoir pour origine des troubles psychiques tout aussi bien que des troubles organiques plus ou moins généralisés.

Le calme de l'esprit, la suspension des occupations, le changement de lieux et d'habitudes, les distractions multiples ont, sans aucun doute, une influence énorme sur nos malades.

En dehors donc de l'action directe de l'eau, en

dehors de sa composition, de ses qualités physiques et chimiques, en dehors de ce que les hydrologues sont convenus d'appeler l'*âme* (1) de l'eau minérale, il faut évidemment tenir grand compte de la station elle-même, de son aménagement, de son personnel, de sa situation géographique et climatérique, etc.

Nous avons peut-être insisté un peu longuement sur cette question, mais nous tenions avant tout à faire comprendre combien est complexe le mode d'action de l'eau thermo-minérale, et combien l'analyse est en somme impuissante à découvrir le pourquoi et le comment de cet agent thérapeutique. Il y a là, et il y aura peut-être toujours, un *quid ignotum* que nous ne saurions expliquer, comme pour presque tous les grands phénomènes de la nature, mais que nous sommes obligés empiriquement de constater, et que notre conscience nous fait un devoir d'utiliser au profit de nos semblables.

1. Ollier : Congrès d'Autun, 1877.

CHAPITRE VII

DE L'ACTION DES EAUX THERMO-MINÉRALES SUR LE CŒUR.

Nous venons de voir quelle était l'action de l'eau minérale, ou, pour parler plus exactement, quelle était sur nos malades l'action d'un séjour plus ou moins prolongé dans une station d'eau thermo-minérale, en observant toutes les pratiques : nous avons essayé d'exposer ensuite son mode d'action. Appliquons maintenant ces données au muscle cardiaque, et voyons s'il est possible de nous rendre compte des résultats obtenus par les divers observateurs que nous avons cités.

Quel est l'effet fondamental de l'agent que nous étudions ? Quelle est son action principale sur l'organisme ?

C'est une suractivité nutritive générale amenée par des échanges plus fréquents, plus complets, soit dans les poumons, soit au niveau de la peau, des muqueuses et de tous les organes qui ont pour but d'éliminer les éléments devenus inutiles, et de présenter à l'absorption des glandes ou des tissus appropriés à ces fonctions.

Or, dans toute maladie du cœur qu'est-ce qui domine la scène ? N'est-ce pas ce ralentissement des échanges nutritifs ? N'est-ce pas une déchéance progressive des tissus vivants ? Ne voyons-nous pas la gêne de la circulation amener peu à peu de l'infiltration des extrémités inférieures, des paupières, du scrotum ? donner naissance à des troubles nutritifs du foie, des reins, du cœur lui-même ? provoquer la formation de l'ascite, de l'anasarque, et déterminer enfin, avec une gêne respiratoire intense, ce redoutable syndrome qu'on appelle l'asystolie ?

Précisément les eaux minérales chaudes, en excitant la circulation cutanée en provoquant un afflux sanguin périphérique plus considérable, en donnant naissance à ce que Gendrin a appelé *un cœur accessoire*, activent la nutrition, celle du cœur lui-même comme celle de tous les organes, et ne peuvent qu'amener une amélioration générale.

Rapportons-nous au chapitre où nous avons exposé la pathogénie des affections cardiaques.

Qu'y voyons-nous ?

Nous y constatons que ces affections sont rarement primitives. Elles ont une origine que nous connaissons : lésion du foie, lésion des reins, lésion des poumons, lésion des vaisseaux, fatigues excessives, grossesse, etc…, etc…

Les eaux minérales remontent à la cause et combattent les maladies primitives, que ce soit le rhumatisme ou toute autre.

Comment avons-nous qualifié le rhumatisme, cette affection qui accompagne à peu près constamment les lésions cardiaques?

C'est, avons-nous dit avec Benecke, avec Bouchard, etc..., *une maladie par ralentissement de la nutrition*. Et le principal résultat de l'administration des eaux minérales est d'activer cette nutrition ralentie, et d'amener un échange plus étendu et plus complet de tous les éléments utiles ou inutiles à l'organisme.

Dès qu'il y a gêne circulatoire le corps tout entier en subit les fâcheuses conséquences. Cherchez donc l'origine de ces troubles, remontez à la cause, et grâce aux eaux thermo-minérales, nous pourrons arriver à ramener dans l'organisme l'équilibre un instant perdu.

Les maladies du cœur peuvent-elles donc rétrocéder?

Nous répondrons par l'affirmative, au risque de faire sourire d'incrédulité plus d'un médecin, et nous pouvons citer à l'appui de notre manière de voir, la guérison authentique d'un grand nombre de cardiaques. Un cas ne dit rien ; et quelques-uns isolés peu de chose ; mais quand les auteurs en fournissent des centaines, nous croyons qu'il serait partial et injuste de ne pas y prêter au moins quelque attention.

« Toute rétrogradation dans les lésions cardia-
« ques est impossible », écrivait Schapter il y a

à peine quelques années (1). C'est une affirmation que nous ne pouvons accepter. Nous n'en voulons pour preuve que les 146 observations réunies par W. Benecke, et publiées dans les différentes brochures de cet auteur (2) les 30 observations publiées par le Dr Nicolas, de Vichy, en 1851, les 10 cas du Dr Raynal de Tissonière (3), les 12 cas du Dr Coulomb, de Bagnols (1883-1885), les 28 cas du Dr Blanc, d'Aix en Savoie (1886) etc..., etc..., il nous est impossible de reproduire ici toutes ces observations, ainsi que celles qui nous ont été gracieusement envoyées par nos confrères de diverses stations françaises et étrangères, mais nous les tenons à la disposition de nos lecteurs·

Quelles sont donc les lésions du cœur que nous pouvons espérer voir s'améliorer par un traitement thermal bien dirigé?

Les cas les plus fréquemment observés sont ceux d'*endocardite*.

Que celle-ci soit aiguë ou chronique, d'origine rhumatismale ou non, nous la voyons presque toujours subir d'heureuses modifications.

Le plus souvent, les malades observés dans les stations thermales sont porteurs d'endocardite plus ou moins ancienne.

1. Schapter: *Notes and obs, on diseases of the heart of the lungs in connexion therewth.* London, 1874.

2. De 1860 à 1874.

3. Mémoire à l'Académie sur l'action thérapeutique des eaux de Bagnols-en-Lozère, 1874.

Déjà se montrent des modifications de texture dans la séreuse dont certaines parties deviennent fibreuses ou même subissent une véritable calcification ; et les orifices, bridés par des anneaux, qui ont perdu leur souplesse et leur élasticité, sont rétrécis dans une certaine mesure ou incomplétement fermés par des valvules devenues insuffisantes ; sur la surface de l'endocarde, ont pris naissance des végétations plus ou moins pédiculées, qui menacent à chaque instant de se détacher, et d'être ainsi emportées sous forme d'embolies dans le torrent circulatoire.

Eh bien ! Malgré l'état avancé de la lésion, malgré l'existence de ces produits de nouvelle formation, sous l'influence d'un certain nombre de bains thermo-minéraux, on a vu l'endocarde, non pas peut-être revenir à l'état sain, mais enfin ne donner plus lieu à aucun des bruits perçus auparavant par l'auscultation.

Mais, si les bruits anormaux ne se font plus entendre, si les dédoublements ont disparu, si les bruits de souffle sont perçus beaucoup plus légèrement, ou même n'arrivent plus à l'oreille du médecin, que faut-il en conclure, sinon que la cause qui avait donné naissance à tous ces troubles dans le rythme cardiaque a disparu du moins en partie, et que la séreuse endocardique est revenue à son état normal ou s'en est rapprochée.

« On a cité (1), et j'ai vu des cas dans lesquels
« des bruits anormaux, perçus assez longtemps
« pour qu'on dût admettre une lésion constituée,
« diminuant peu à peu d'intensité, ont fini par
« disparaître en même temps que s'évanouissaient
« tous les symptômes qu'on eût pu rattacher
« à l'existence d'une affection organique du
« cœur »; *et plus loin :* « Si exceptionnelle que
« soit cette terminaison, elle n'en est pas moins
« assurément possible. Il est donc permis de l'es-
« pérer et de la chercher. »

Ces quelques mots du professeur Potain, un des
maîtres les plus écoutés, quand il s'agit des maladies du cœur, nous montrent bien que cet
auteur est loin d'être découragé comme tant d'autres, et que nous devons toujours espérer et chercher, sinon une guérison complète, du moins une
amélioration dans l'état de nos malades.

De même W. Benecke déclare expressément
qu'on peut espérer une rétrocession (2) complète
du processus endocarditique par l'usage des eaux
de Nauheim. « Une seule saison, ajoute-t-il, ne
« suffit pas toujours ; mais rarement la lésion a
« pu résister à un traitement renouvelé deux ou
« trois fois. »

En 1880, le Dr Gourbeyre-Imberdis, écri-
vant sur les effets des eaux de Saint-Nectaire,

1 *Dict. de Dechambre.* T. XVIII, p. 521. Article : *Endocardite* (Potain et Rendu).

2. « Rückbildung » : mot-à-mot : formation en arrière.

disait également, à propos des cardiaques dont la lésion avait une origine rhumatismale : « J'ai « vu chez la plupart l'oppression diminuer ou « disparaître, les battements du cœur tumultueux « et confus se régulariser, et bientôt laisser dis- « tinguer les deux bruits du cœur nettement, le « volume de cet organe diminuer, etc... Il y a « donc eu un travail de résolution des valvules ; « leur épaisseur a diminué, les orifices ont été « agrandis, etc. »

Nous n'en finirions pas si nous voulions citer les paroles ou les travaux de tous les auteurs qui, ayant écrit sur ce sujet, ont reconnu les effets certains et indéniables des eaux minérales, sur les lésions cardiaques. Les observations multiples que nous avons recueillies de tous côtés ou qui nous sont personnelles, ont affermi notre conviction et, entre autres cas, nous pourrions citer celui d'un charretier, que nous avons eu l'occasion d'examiner à Montpellier. Cet homme qui était atteint d'une lésion d'orifice avancée, put après deux séries de bains reprendre parfaitement son métier qu'il avait été obligé d'abandonner plusieurs années auparavant.

Après l'endocardite, la lésion la plus fréquemment rencontrée, c'est l'*hypertrophie cardiaque*, totale ou partielle mais particulièrement l'*hypertrophie du ventricule gauche*.

L'histoire de cette lésion montre bien que cette augmentation de volume est toujours secondaire et liée à un état pathologique chronique ou passager, soit du cœur lui-même, soit d'un ou de plusieurs organes plus ou moins éloignés, soit du système vasculaire.

Nous trouverons souvent, en effet, une dégénérescence des parois artérielles, une artériosclérose, s'étendant à tout le système, ou plus ou moins localisée; le cœur, n'étant plus aidé, soulagé, si nous pouvons nous exprimer ainsi, par l'élasticité des vaisseaux, se surmène et s'hypertrophie.

Or, nous avons vu quel était dans ce cas le rôle infiniment utile des pratiques thermo-minérales, et en particulier des bains; nous avons vu comment se produisait ainsi une sorte de cœur accessoire. Par ce moyen si puissant, on soulage d'autant l'organe central on lui permet en quelque sorte un demi-repos.

Mais lorsqu'on se trouve en présence d'une lésion nettement caractérisée de tout le système circulatoire, d'une artério-sclérose généralisée d'origine alcoolique ou autre, il reste peu d'espoir d'obtenir une guérison complète, bien que certains observateurs, et tout récemment encore le Dr Bouloumié, (1), aient constaté les excellents effets des eaux faiblement minéralisées dans ce cas particulier.

Il n'en est plus de même lorsqu'il s'agit d'hypertrophie cardiaque consécutive à la lésion d'un

1. *Loc. cit.*

organe particulier, du foie, des reins, des poumons..., sans que les parois des vaisseaux soient sérieusement modifiées dans leur texture. Ici nous constatons avec les auteurs de véritables et nombreuses guérisons.

Il est évident, *a priori*, que si la cause génératrice de la lésion cardiaque disparaît avant que le cœur ait perdu une trop grande partie de ses qualités vitales, cet organe pourra reprendre peu à peu son fonctionnement normal et sa texture primitive.

Chacun a pu constater par exemple avec Andral, Braum, Stewart, Traube, Blot, Larcher, Zambaco, B. Séquart, etc..., des bruits de souffle chez une femme enceinte, des palpitations, tous les signes d'une hypertrophie, et les voir disparaître peu à peu après la délivrance (1).

Nous nous rappelons avoir à Montpellier en 1886 examiné très attentivement avec notre ami le Dr Louis Cannac (de Montlaur, Aveyron) une femme enceinte de 7 mois et demi environ, se plaignant d'un poids dans la poitrine et d'étouffements. Ayant trouvé à la percussion une matité, dont l'étendue nous paraissait exagérée, et à l'auscultation tous les symptômes d'une hypertrophie du cœur, nous marquâmes un certain nombre de points de repère avec le nitrate d'argent

1. De nombreuses autopsies ont démontré également cette hypertrophie en quelque sorte physiologique chez la femme enceinte, hypertrophie qui frappe surtout le ventricule gauche (Larcher, *loc. cit.*).

sur la peau même de la patiente, en indiquant très exactement le maximum des bruits du cœur et le choc de la pointe qui se trouvait abaissée et portée en dehors, à gauche du sternum ; en outre des signes de l'hypertrophie du ventricule gauche, nous constatons des palpitations violentes et une oppression assez marquée (1).

Le tracé au nitrate ayant été renouvelé, nous pûmes examiner cette même femme cinq mois environ après sa délivrance : les palpitations avaient disparu ; un léger bruit de souffle entendu la première fois n'était plus perceptible ; enfin, la pointe du cœur battait tout à fait en dedans du tatouage primitif et à deux centimètres au-dessus. Que devions-nous conclure de cette observation, sinon que la véritable cause de tous ces troubles supprimée, le cœur était revenu à son état normal ?

Ce que nous avons constaté sur cette femme, bien des auteurs ont pu le vérifier sur des malades porteurs de lésions des reins, du foie, de l'estomac ou des poumons. Ces organes une fois guéris, le cœur reprend peu à peu son fonctionnement normal, nous n'en voulons pour preuve que les nombreuses observations du Dr Nicolas de Vichy, que nous avons déjà cité, et qui pour la plupart ne se rapportent qu'à des lésions cardia-

1. Le Dr Cannac ayant donné l'observation telle que nous l'avions prise, et nous-même ne l'ayant pas conservée, nous ne pouvons que la reproduire de mémoire.

ques consécutives à une maladie du foie ou des reins.

De même, que de malades bronchitiques ou emphysémateux, ont vu avec l'amélioration de leurs poumons disparaître ces troubles vasculaires qui les avaient tant effrayés !

En somme, rien n'est plus facile à comprendre que cette sorte de balancement fonctionnel qui existe entre le cœur et les différents viscères ; et nous pouvons affirmer que, tant que l'organe central de la circulation n'a pas subi une dégénérescence marquée, et qu'il subsiste une majorité de fibres intactes, il peut revenir presque à son état normal. D'ailleurs, le cœur hypertrophié est loin d'être toujours atteint dans sa texture ; bien souvent, il n'y a qu'un développement exagéré dans la grosseur et dans le nombre de ses éléments normaux, et alors, une fois soulagé par la disparition de la cause première, il revient sur lui-même et ne donne plus lieu ou à peu près à l'observation d'aucun symptôme morbide.

Si ses fibres sont dégénérées en grande partie, on peut du moins tonifier celles qui restent comme l'a dit tout récemment le professeur G. Sée (1) au sujet de l'action de l'iodure de potassium, « si on ne peut pas espérer la réduction, le retour « à l'état normal des fibres transformées, du « moins on peut voir l'activité des fibres restées

1. Académie de médecine, 8 octobre 1889.

« normales augmenter et retarder ainsi l'enva-
« hissement général. »

En résumé, nous pensons que presque tous les
cas d'hypertrophie cardiaque peuvent subir une
amélioration sensible, sous l'action d'une série de
bains sagement administrés, pourvu que les
fibres musculaires de cet organe ne soient pas
dégénérées en trop grande quantité. Il est malheureusement trop clair en effet que lorsque le
cœur a subi dans presque toutes ses parties une
atteinte profonde, lorsque l'état général du sujet
indique une nutrition depuis longtemps très
insuffisante, lorsqu'on se trouve en présence
d'une anasarque qui envahit déjà les parties
supérieures, il n'y a plus rien à faire : on cherche
à soulager, mais on ne peut espérer une guérison,
et lorsque le malade succombe, il ne fait en réalité, suivant l'expression d'un maître, que cesser
de mourir.

La surcharge graisseuse du cœur, qu'il ne faut pas
confondre avec la dégénérescence graisseuse, est
également modifiée par l'usage des bains minéraux. C'est surtout dans ces cas que nous avons
vu réussir les douches, non pas les douches froides, mais les douches chaudes, à la température
même de la source, quand c'est possible. Dans
certains établissements la sudation forcée par le
bain d'étuve, et surtout le bain sec, ont amené
rapidement une diminution du poids total des
malades, et une amélioration très sensible dans

l'état fonctionnel du cœur, plus d'oppression, plus d'étouffements, plus de palpitations, plus de congestion subite de la tête, etc., etc..., tels sont les résultats obtenus des centaines de fois dans diverses stations outillées pour ce genre de traitement.

On a vu des malades, des obèses, diminuer de quatre, cinq cents grammes et plus après un bain, de trente, trente-cinq kilogrammes, et même davantage à la fin d'une cure. Le muscle cardiaque retrouve alors son fonctionnement normal, et l'on obtient en quelques jours des résultats qu'aucun médicament, qu'aucun régime même, n'aurait pu faire espérer.

Nous devons ajouter que le traitement thermo-minéral s'est toujours montré d'une efficacité incontestable dans toutes les lésions du cœur d'origine rhumatismale ou goutteuse, myocardite simple, endocardite, épaississement des valvules, rétrécissement des orifices, etc.., mais seulement, bien entendu, tant que les tissus n'avaient pas encore perdu leur vitalité propre, tant qu'ils étaient capables de réagir sous l'action thérapeutique, tant qu'ils avaient conservé leurs propriétés organiques.

Les eaux thermo-minérales sont, entre nos mains, le plus puissant modificateur de l'organisme que nous possédions : mais il est des cas, heureusement peu nombreux, où nous ne devons pas les utiliser à cause de l'énergie même de leur action. Nous allons les exposer en quelques mots au chapitre suivant.

CHAPITRE VIII

CONTRE-INDICATIONS.

Y a-t-il des affections du cœur incompatibles avec le traitement thermal, ou doit-on envoyer indifféremment tous les cardiaques dans les stations que nous avons citées dans le cours de ce travail? Soutenir cette dernière opinion serait évidemment tomber dans un excès absolument contraire à celui de nos devanciers, et peut-être tout aussi fâcheux.

De même, en effet, que sur d'autres parties quelconques de l'organisme il est des altérations de tissus, des troubles fonctionnels, dont la nature est incompatible avec l'excitation thermale, comme avec toute espèce d'irritation, de même il est des états pathologiques du cœur sur lesquels les eaux minérales sont impuissantes, sinon nuisibles, et sur lesquels il vaut mieux ne pas tenter un remède qui pourrait devenir funeste.

Ces états sont, d'après la majorité des médecins des stations thermales :

1° Les lésions cardiaques qui coïncident avec la phthisie pulmonaire à marche rapide.

Mais si la phthisie a la forme torpide, elle pourra

être traitée par les eaux minérales, même par les eaux sulfurées des Eaux-Bonnes, comme le rappelait le Dr Marcellin Cazaux à la séance de la Société d'hydrologie du 3 mars dernier en discutant un travail du Dr Laussedat (de Royat) (1). Il citait plusieurs cas de rétrécissement mitral et d'insuffisance aortique, où la compensation étant bien établie, la lésion cardiaque non-seulement n'avait pas empêché le traitement de l'affection pulmonaire, mais s'était trouvée elle-même indirectement améliorée (2).

2° Les dégénérescences du cœur, ou les lésions valvulaires chez un individu atteint de diathèse cancéreuse, le traitement thermal ne pouvant que donner en quelque sorte un coup de fouet au processus morbide.

3° L'endartérite généralisée et les transformations cartilagineuses, calcaires ou même osseuses des valvules. Ici cependant nous serons, quant à nous, moins exclusif. Ces états endartéritiques en effet, ne sont généralement que les suites d'une diathèse, et nous pensons que bien souvent le traitement thermal pourra jouer dans ces cas un certain rôle.

Que ce soit l'alcoolisme, le rhumatisme, la syphilis, ou toute autre cause qui ait engendré, cette transformation des parois des vaisseaux, ce retard

1. *Les avantages et les dangers des interventions thermales chez les cardiaques.*
2. Dr Blanc. *Loc. cit.*

dans la nutrition générale, les bains thermo-minéraux ne pourront que favoriser soit l'arrêt de ce processus, soit la nutrition totale de l'organisme et par conséquent des vaisseaux eux-mêmes (1).

4° Il est néanmoins une cause d'athérome et d'endartérite pour laquelle nous faisons exception c'est l'âge.

L'âge est en principe contre-indication aux pratiques thermales.

Les vieillards ne se réchauffent pas facilement ; ils craignent l'eau ; ils craignent aussi les brusques changements de tension dans le système circulatoire fatigué par son long service. *On a l'âge de ses artères*, a dit un maître célèbre . C'est bien vrai, et il est peu de vieillar ls qui ne soient atteints d'athérome ou de calcification de tout ou partie de leur système sanguin. Ces sujets sont plus exposés aux ruptures vasculaires et aux congestions cérébrales.

Cependant là encore sauf pour les cas exceptionnels M. Durand Fardel dans la séance de la Société d'hydrologie d'u 6 janvier dernier réclamait pour les vieillards les ressources de la médication thermale sagement administrée et il était appuyé dans sa revendication par MM. de Ranse, Cazaux, Labat et Botley.

5° Une autre contre-indication est relevée dans un certain nombre de travaux, c'est l'existence d'un hydro-péricarde ou d'un hydro-thorax.

1. Voir Bouloumié : *loc. cit.*

Si ces états sont aigus, le fait est indéniable, il faut s'abstenir. Mais bien souvent, surtout chez les rhumatisants, ils passent à l'état chronique, et permettent alors d'intervenir, car Bordeu a bien mis en relief le passage favorable de l'état chronique à l'état aigu sous l'influence de la cure thermale.

6° Le rhumatisme aigu.

Sans vouloir ici discuter la théorie des métastases, nous pouvons dire que bien souvent, nous avons constaté, d'un côté une amélioration dans l'état des membres et des jointures des malades, mais d'autre part et simultanément, une poussée aiguë et plus ou moins alarmante du côté du cœur. Et cela nous ne l'avons pas vu seulement se produire sous l'influence de bains, mais bien souvent aussi sous l'influence du salicylate de soude ou de tout autre médicament employé pour combattre, soit les douleurs, soit la diathèse (1).

1. La semaine dernière encore, traitant aux Milles (à 6 kil. d'Aix) un homme de 40 ans, le nommé R..., cafetier, alcoolique, atteint d'une poussée rhumatismale aiguë généralisée, nous lui administrâmes pour calmer ses douleurs 2 grammes de salicylate de soude, deux jours de suite. Trois jours après il allait beaucoup mieux : il remuait les pieds et les mains, mais le cœur intact à nos deux premières visites, présentait tous les signes de l'endocardite, et le médecin habituel du malade, notre excellent collègue, le Dr P. Pierre, et nous, nous eussions bien

Tout malade donc atteint de poussées aiguës de rhumatisme (1), ne devra pas être mis dans le bain : il faudra attendre, ou même, si l'accès est survenu dans la station, renoncer au traitement et rentrer chez soi.

En résumé, l'âge, l'état aigu du rhumatisme, la diathèse cancéreuse, et la période avancée du mal, telles sont les quatre grandes contre-indications qui doivent empêcher les cardiaques de profiter des bienfaits des eaux thermo-minérales.

Devons-nous examiner le cas de la femme en état de grossesse ou de la femme au moment de ses règles? Nous ne le pensons pas. La femme grosse en effet, ou bien elle est atteinte passagèrement d'hypertrophie cardiaque, et dans ce cas elle n'a qu'à attendre avec la délivrance le retour de ses organes à l'état normal ; ou bien elle était cardiopathe avant de devenir enceinte, et ici encore il est plus prudent d'attendre et de ne commencer un traitement que quelque temps après la naissance de l'enfant. Cette question cependant est discutée. Tandis que nous voyons les auteurs, depuis Hippocrate jusqu'à Mauriceau proscrire absolument les bains chauds pendant la grossesse, Herzon, Baudelocque, et les auteurs

voulu le voir revenir à l'état plus lamentable en apparence qu'en réalité des premiers jours.

1. Sauf le cas de rhumatisme cérébral que nous n'avons pas à examiner ici.

modernes les autorisent, tout en faisant remarquer avec Plesmann, qu'ils ont dans diverses circonstances été suivis d'avortement.

Dans tous les cas, les bains de vapeur (1) et surtout les bains froids (2) doivent être absolument proscrits.

Quant aux périodes menstruelles, les auteurs sont en désaccord. Tandis que Tarnier et Chantreuil (3) autorisent l'usage des bains chauds, pourvu qu'ils soient administrés avec toutes les précautions convenables, Sénac-Lagrange, de Ranse, Hasenfeld de Budapest (4), Grellety, Winternitz, conseillent de s'abstenir, et comme il n'y a évidemment aucune nécessité d'activer le traitement, nous pensons qu'il est plus sage de se ranger à ce dernier avis.

Le Dr Blanc, d'Aix-en-Savoie (5), ajoute encore comme une contre-indication l'existence d'un anévrysme, et d'autres auteurs citent un certain nombre de cas de mort subite due à l'existence *méconnue* de cette lésion.

Quant à nous, nous pensons au contraire avec

---

1. Baudelocque. *Des hémorrhagies utérines*, p. 357. — Schimdt (*Vermishte Abhandl. aus dem Gebiete der Heilk.* 2ᵉ Samml. St-Pétersb., 1823.

2. Daguerre: Thèse de Strasbourg, 1834. Lancerotte: *méd. de Chir.*, p. 25, etc...

3. *Tr. d'accouch.* T. 1, p. 159, 1882.

4. *Etude sur les eaux de Szliacs.*

5. *Loc. cit.*

M. le Dr Dufraisse de Chassaigne, qui a publié plusieurs exemples de guérison d'anévrysme du cœur, que cette lésion étant due à une faiblesse des tissus, est parfaitement justiciable du traitement thermal, et nous conseillons dans ce cas de commencer avec prudence, l'administration des bains, sauf à les interrompre si on observe une aggravation des symptômes. Pour ce qui est des anévrysmes méconnus ou impossibles à reconnaître, ils ne sauraient être en opposition avec un traitement quelconque, et nous ne nous y arrêterons pas.

Telles sont, résumées rapidement, les quelques contre-indications à la médication thermale. Elles sont en somme peu nombreuses si on les compare à la quantité énorme de cardiaques que nous observons sans cesse, et qui sont justiciables du traitement balnéaire.

CHAPITRE IX

DU CHOIX D'UNE STATION.

Le titre de ce chapitre pourrait faire croire à une étude particulière sur les diverses stations thermales, étude dans laquelle nous recommanderions celles qui conviendraient le mieux dans des cas déterminés, mais tel n'a pas été notre dessein.

Nous avons déjà fait remarquer qu'étranger à toute station balnéaire, nous étions complétement indépendant, et n'avions aucun intérêt à conseiller une station plutôt qu'une autre.

Loin d'insister sur une source en particulier, de nous arrêter à la description des stations balnéaires appropriées qui ont déjà exercé la plume de spécialistes nombreux et autorisés, nous nous sommes placé à un point de vue tout à fait général. Nous avons cherché à démontrer l'heureuse influence du traitement thermo-minéral sur la lésion cardiaque, quelle qu'en soit l'origine, et nous avons montré (1) que l'eau n'agissait pas spécialement par un élément isolé, mais bien par l'ensemble de ses propriétés multiples, en un mot,

1. Ch. VI.

par un, *je ne sais quoi,* défiant l'explication et l'analyse, mais cependant bien facile à constater.

Est-ce à dire pour cela que tout cardiaque pourra et devra aller indifféremment à n'importe quelles eaux, pourvu qu'elles soient thermales, et tiennent en dissolution une plus ou moins grande proportion de matières salines ? Non assurément, et notre pensée est bien loin de cette indifférence.

Un cardiaque est rarement un cardiaque *idiopathique,* si nous pouvons nous exprimer ainsi, sauf peut-être dans un âge avancé, où la lésion du système circulatoire tout entier peut prédominer absolument, et alors, les années elles-mêmes deviennent parfois une contre-indication au traitement (1).

Reportons-nous donc à ce que nous avons dit sur l'origine des maladies du cœur (2).

Qu'y voyons-nous ?

Nous y voyons que les lésions du cœur, presque toujours secondaires, sont produites par une affection générale, le rhumatisme, les affections pulmonaires, les maladies des reins, de l'estomac, du foie, etc..., et nous ne saurions trop répéter cette vérité, que *tout se lient dans l'organisme.*

Le corps est *un,* et la maladie ne saurait être localisée absolument, même dans le cas de traumatisme.

1. Voir Chap. VIII.
2. Voir Chap. II.

Il n'est donc pas étonnant que l'état du cœur ne soit, pour ainsi dire, bien souvent que le reflet, que la résultante de l'état d'autres organes plus ou moins éloignés, ou de l'habitus général de l'organisme.

Cela dit, si nous voulons envoyer aux eaux thermales un cardiaque, à quelle station donnerons-nous la préférence ?

Nous devons chercher quelle est l'étiologie de la lésion, et nous guider d'après cette étiologie même.

C'est d'ailleurs la conclusion du rapport de M. le Dr Constantin Paul au dernier congrès d'Hydrologie (1).

Et alors, l'expérience nous fera désigner les eaux qui conviendront à nos malades.

A ceux qui seront rhumatisants, qui seront atteints d'affections de l'endocarde ou des valvules, nous conseillerons d'aller prendre des bains, et de suivre un traitement dans un établissement disposant d'une eau thermale à température élevée.

Nous avons vu en effet que la thermalité jouait un grand rôle dans la cure de cette affection.

Les principales stations où nous voyons réunis le plus grand nombre de rhumatisants sont :

En France : Aix (2) (en Savoie), Aix-en-Pro-

1. *Congrès international d'Hydrologie et de Climatologie de Paris.* — Octobre 1889.
2. Sulfureuses, 46° — 43° c.

vence (1), Bagnères de Luchon (2) (Haute-Garonne), Bagnols (3) (Lozère), Bains (4) (Vosges), Barbotan (5) (Gers), Barèges (6) (Hautes-Pyrénées), Bourbon-Lancy (7) (Saône-et-Loire), Bourbon-L'Archambault (8) (Allier), La Bourboule (9) (Puy-de-Dôme), Caldaniccia (10) (Corse), Cauterets (11) (Hautes-Pyrénées), Chaudes-Aigues (12) (Cantal), Dax (13) (Landes), Tercis (14) (Landes), Digne (15) (Basses-Alpes), Eaux-Chaudes (16) (Basses-Pyrénées), Escaldas (17) (Pyrénées-Orientales), Gréoulse (18) (Basses-Alpes), La Malou (19) (Hérault).

1. Faiblement minéralisées, 36° — 31° c.
2. Sulfureuses dégénérées 68° — 35° c.
3. Sulfureuses, 43° c.
4. Chlorurée-sodique, 50° — 3.° c.
5. Ferrugineuse, 38° — 32° c.
6. Sulfureuses, 44° c — 18° c.
7. Chlorurée-sodique, 60° — 40° c.
8. Chlorurée-sodique, 60° c.
9. Chlorurée-sodique, 52° c.
10. Sulfureuses, 35° c.
11. Sulfureuses, 55° — 30° c.
12. Carbonatée-sodique, 62° — 79° c.
13. Sulfatée, 31° — 61° c. — Boues sulfureuses.
14. Saline-sulfureuse, 40° c.
15. Sulfureuses, 45° — 32° c.
16. Sulfureuses, 33° — 36°.
17. Sulfureuses, 35° — 42°.
18. Sulfureuses, 36° 5 c.
19. Bicarbonatée-sodique, 35° — 32° c.

Luxeuil (1) (Haute-Saône), Mont-Dore (2) (Puy-de-Dôme), Néris (3) (Allier), Olette (4) (Pyrénées-Orientales), Royat (5) (Puy-de-Dôme), Rouzat (6) (id.), Saint Amand (7) (Nord), et un grand nombre d'autres stations plus ou moins connues, et possédant des établissements plus ou moins bien aménagés.

En Algérie, on trouve les Bains de la Reine (8) (province d'Oran), et l'établissement d'Hammam-Rir'a (9) dans la province d'Alger.

Quant aux stations étrangères, nous serons très bref : Celles où les cardiopathies ont été étudiées, et où sont reçus annuellement un grand nombre de rhumatisants, sont : en Autriche : Bade (10) et Gastein (11) ; en Belgique : Chaudfontaine (12) ; en Bohème : Tœplitz-Shonau (13) ; en Allemagne : Nauheim (14) ; dans la Hesse-Electo-

1. Chlorurée-sodique faible, 56—30° c.
2. Salines, 46—32° c.
3. Bicarbonatée-sodique, 53—54° c.
4. Sulfureuses, 78—27° c.
5. Alcalines-ferrugineuses, 35° c.
6. Bicarbonatée-sodique et chlorurée-sodique 31° c.
7. Boues-minérales et eaux sulfureuses.
8. Chlorurée-sodique, 35° c.
9. Sulfatée-calcique, 40—46° c.
10. Sulfureuses, 40—35° c.
11. Faiblement minéralisées, 47—39° c.
12. Faiblement minéralisées, 32—34° c.
13. Carbonatée-sodique très faible, 49—26° c.
14. Salines, 35—28° c.

rale : Wiesbaden (1); (Duché de Nassau) ; Aix-la-Chapelle (2) ; (Prusse-Rhénane) : Rehme (3); (Duché de Bade) : Baden-Baden ; (Hongrie) : Mehadia (5), Buda-Pest (6), Pistyan, (7) et Tœplitz-Trentschin (8); Acqui (9) dans le Piémont ; Abano (10) près de Padoue; Lucques (11) en Toscane, etc., etc.

L'Espagne est un pays très riche en sources thermales ; un grand nombre reçoivent des rhumatisants ; parmi les plus connues nous citerons : Ledesma, Archena, Alhama de Grenade, Alhama de Murcie, Fitero, Llerganes, Caldas de Montbuy, Caldas de Besaya, etc.

En Russie, en Grèce, en Suède, il existe aussi un grand nombre de sources thermales. Peu connues chez nous, nous ne nous y arrêterons pas, renvoyant pour plus de détails aux ouvrages spéciaux.

En résumé, si on jette un coup d'œil sur la com-

1. Salines, 67° c.
2. Sulfureuses, 47—44° c.
3. Salines, 35° c.
4. Salines, 67° c.
5. Chlorurée-sodique, 35° k.
6. Sulfatées, 36° c.
7. Sulfureuses, 60° c.
8. Bicarbonatées calciques sulfureuses. — Bains et boues, 28—40° c.
9. Sulfureuses, 70° c. Bains et boues.
10. Chlorurée-sodique, 52—80° c.
11. Sulfatées magnésiennes, 56—13° c.

position chimique de toutes ces eaux, que nous avons caractérisées autant que possible d'un seul mot, on verra qu'elle est très variée.

A côté des eaux faiblement minéralisées, indéterminées, on trouvera des eaux chlorurées sodiques, des eaux sulfatées magnésiennes, des eaux bicarbonatées calciques, et surtout des eaux sulfureuses, qui sont généralement des sulfurées sodiques ou calciques ; mais d'un autre côté, si on regarde le degré de la thermalité, on verra qu'il y a pour toutes ces eaux un caractère commun ; c'est l'élévation de leur température.

Comme nous l'avons déjà dit, ce n'est pas là l'élément unique de l'action puissante des bains, mais c'en est un des plus considérables.

Avant de se mettre dans l'eau, le rhumatisant doit donc vérifier le degré de chaleur du liquide dans lequel il va se plonger : toutes les autres vertus de la source viennent se grouper autour de cette propriété principale dont elles ne sont en quelque sorte que les adjuvants.

Aux malades cardiaques qui seront atteints dans leur système gastro-hépatique ou urinaire, nous conseillerons les stations suivantes où l'eau est généralement prise aussi bien sous forme de boissons que sous forme de bains :

En France :

Bagnères-de-Bigorre (1) (Hautes-Pyrénées),

1. Sulfatée ou sulfurée calcique, ferrugineuses salines, 51° — 13° c.

Bains, Barzun-Barèges (1), (Hautes-Pyrénées)
Campagne (2), (Aude) Capveru (3) (Hautes-Pyré-
nées), Châteauneuf (4) (Puy-de-Dôme), Chatel-
Guyon (5) (id), Cransac (6) (Aveyron), Encausse (7)
(Haute-Garonne), Hauterive (8) (Allier), La
Caille (9) (Savoie), Royat (10) (Puy-de-Dôme),
Saint-Nectaire (11) (Puy-de-Dôme), Saint-Sau-
veur (6) Hautes-Pyrénées), Siradan (13) (id), Vals
(Ardèche), Vichy (Allier), Vittel (14) (Vosges),
etc..., etc.

A l'étranger, ces mêmes malades pourront aller à Krankenheil (15) (Bavière), à Kissingen (16)
(id), Carlsbad (17) (Bohême), Franzensbad (18)

1. Sulfureuse, 31° c.
2. Ferrugineuses et salines, 27° c.
3. Ferrugineuses salines, 25° c.
4. Salines 38° c.
5. Sulfatée sodique, 30° c.
6. Sulfatée magnésienne.
7. Salines, 25° c.
8. Bicarbonatée-sodique. En boissons. — S. froide.
9. Sulfureuse alcaline, 31° c.
10. Alcaline ferrugineuse, 35° c.
11. Salines, 40°, 20° c.
12. Thermale sulfureuse, 34° c.
13. Salines en boisson seulement.
14. Faiblement minéralisée.
15. Bicarbonatée-sodique, en boisson seulement.
16. Salines.
17. Sulfatées et carbonatées-sodiques, 80 — 50° c.
18. Salines ferrugineuses.

(id), Marienbad (1), Canstadt (2) (Wurtemberg),
Tarasp (3) (Suisse), Monte-Catini (4) (en Toscane),
Alhama d'Aragon (5) (Espagne), Nanclares (id),
Marmolejo (id), Hervideros de Fuensanta (id),
Cortegada (id), etc.

Enfin, quand il s'agira de cardiaques atteints
dans leur système respiratoire, de malades bronchitiques, emphysémateux, asthmatiques, etc...
nous leur conseillerons d'aller passer quelque
temps dans une des nombreuses stations connues
pour leur efficacité incontestable dans ces affections. Leur énumération serait trop longue, mais
nous pouvons dire dès à présent que les eaux
sont à peu près toutes sulfurées, et que le malade
en aura sous la main un choix considérable.
Comme ces eaux sont puissantes, il devra se
laisser guider par un médecin de la station, et
suivre pas à pas ses conseils. En France, la
région pyrénéenne est extrèmement riche : Amélie-
les-Bains (6), Cauterets (7), Eaux-Bonnes (8),
Eaux-Chaudes (9) et le Vernet (10), en sont les

1. Sulf. et chlorurées sodiques. En boisson seulement.
2. Salines, 20° — 26°c.
3. Alcaline — en boisson seulement.
4. Salines muriatiques, 30° — 24°c.
5. Carbonatées et chlorurées sodiques, 25° R.
6. Sulfureuses, 45—61° c.
7. Sulfureuses, 55—32° c.
8. Sulfureuses, 33° c.
9.   Id.   36° c.
10.   Id.   57—18° c.

principales stations au point de vue qui nous occupe.

Dans le département du Puy-de-Dôme se trouve la station du Mont-Dore qui est également très connue.

Enfin à l'étranger nous pouvons citer : Ems (1) (Duché de Nassau), Salzbrunn (2) (Silésie),

Panticosa (3) (Espagne), Caldas de Oviedo (id.) (4), etc.

Comme le lecteur peut s'en rendre compte, les stations thermales sont fort nombreuses, et bien souvent l'entourage du malade n'aura que l'embarras du choix. On devra également rechercher la réunion, autant que possible, des conditions secondaires mais importantes néanmoins dont nous avons parlé : le bon aménagement de l'établissement, le grand air, la présence d'un personnel médical entendu, les distractions mêmes, ne devront pas être négligés.

Nous arrêtons ici nos réflexions, espérant avoir démontré que s'il est certaines maladies du cœur dans lesquelles le médecin est réellement impuissant et se trouve obligé d'abandonner le malade à son triste sort, il en est heureusement d'autres, de beaucoup les plus nombreuses, dans lesquelles il

1. Alcalines, 46° — 20° c.
2. Alcalines, froides en boisson.
3. Salines azotées, 28° — 25° c.
4. Bicarbonatées calciques azotées, 42° c.

doit activement intervenir : il a alors sous la main une arme très puissante, à deux tranchants c'est vrai, mais c'est à lui à faire œuvre d'art, et à choisir les eaux et le mode d'administration qui doivent exercer une heureuse influence.

Cette influence, peu connue encore, du traitement thermal sur des malades pour ainsi dire abandonnés, nous a paru assez importante pour justifier notre travail : nous le terminons en espérant qu'il provoquera de nouvelles recherches et servira de point de départ à des observations encore plus nombreuses et plus concluantes.

CONCLUSIONS

1° Les maladies du cœur peuvent être heureusement modifiées par un traitement thermo-minéral bien dirigé ;

2° Le choix d'une station devra toujours se faire d'après la cause première de la lésion cardiaque;

3° Le malade aura d'autant plus de chances de guérison que l'affection du cœur sera plus récente ;

4° Les seules réelles contre-indications sont :

A. — La dégénérescence du myocarde et l'asystolie ;

B. — La diathèse cancéreuse ;

C. — La phtisie à l'état aigu;

D. — Une attaque aiguë de rhumatisme;

E. — Un âge avancé.

Aix, le 1er mai 1890.

Dr BERTRAND-GOYRAND,

TABLE DES MATIÈRES

Imprimerie H. JOUVE, 15, rue Racine, Paris.

Henri JOUVE, imprimeur, 15, rue Racine, Paris.

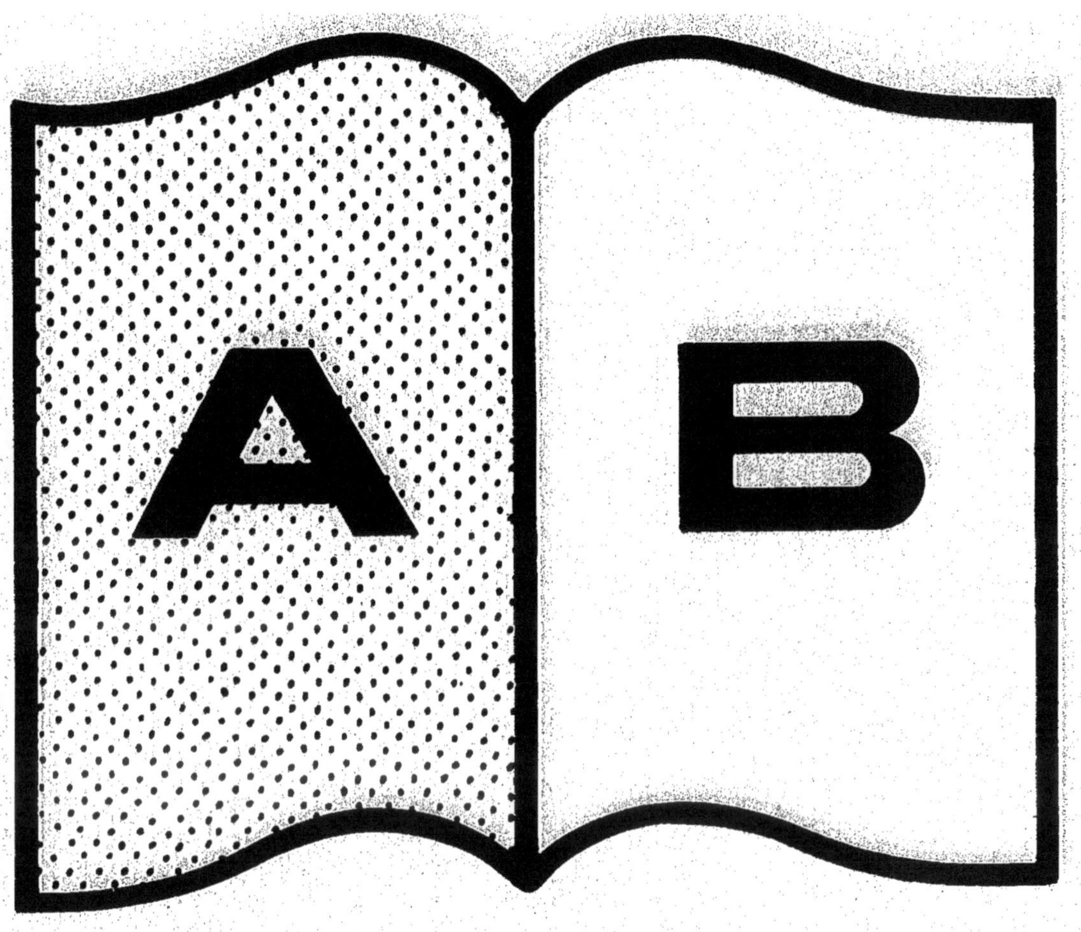

Contraste insuffisant

NF Z 43-120-14